SABORES SALUDABLES: LA GUÍA DEFINITIVA DE COCINA Y NUTRICIÓN

Yavé Vañó Valero

DEDICATORIA

A todos los paladares curiosos y corazones hambrientos de conocimiento: este libro es una celebración de la nutrición y la alegría de cocinar. Que encuentren en sus páginas la inspiración para nutrir no solo el cuerpo, sino también el alma, con recetas que hablan de tradición, innovación y amor por el arte culinario. Bon appétit!

CONTENIDO

¡VISITA NUESTRA PAGINA WEB!

¿Eres un entusiasta de la cocina en busca de inspiración culinaria? ¡No busques más! En www.StaryCooking.com, te abrimos las puertas al mundo de los sabores. Descubre recetas exquisitas que transformarán tu mesa en una celebración de gustos. Aprovecha nuestros consejos de cocina para dominar cada técnica y llevar tus habilidades al siguiente nivel. Pero eso no es todo; también te ofrecemos valiosa información de negocio para que tu pasión por la comida florezca en una empresa exitosa. Únete a nuestra comunidad y enriquece tu experiencia culinaria. ¡Visítanos hoy y comienza tu viaje gastronómico con nosotros!

INTRODUCCIÓN

Bienvenidos a "Sabores Saludables", un viaje culinario donde la nutrición y el placer se encuentran. Este libro no es solo una colección de recetas; es una invitación a transformar su vida a través de la comida. En estas páginas, descubrirá cómo los ingredientes simples pueden crear platos extraordinarios que nutren el cuerpo y deleitan el paladar.

Nos adentramos en el fascinante mundo de la nutrición, desmitificando conceptos y ofreciendo consejos prácticos para una alimentación equilibrada. Aprenderá sobre los macronutrientes y micronutrientes esenciales, y cómo incorporarlos en su dieta diaria. Además, le proporcionamos herramientas para entender las etiquetas nutricionales, para que pueda tomar decisiones informadas en el supermercado y en la cocina.

Este libro está diseñado tanto para el cocinero principiante como para el experimentado. Encontrará una variedad de recetas, desde desayunos energizantes hasta cenas nutritivas, snacks saludables y postres deliciosos. Cada receta está creada con el equilibrio y la salud en mente, sin sacrificar el sabor. También hemos incluido secciones especiales para dietas específicas, como veganas o sin gluten, asegurando que haya algo para todos.

Además de las recetas, "Sabores Saludables" es una guía para adoptar un estilo de vida saludable. Hablamos sobre la importancia del ejercicio y cómo mantener hábitos alimenticios saludables en el largo plazo.

Nuestro objetivo es que este libro sea un recurso valioso en su cocina, uno que consulte a menudo para inspirarse y nutrirse. Esperamos que estas páginas lo animen a explorar nuevos sabores, a experimentar con ingredientes y, sobre todo, a disfrutar del acto de nutrir su cuerpo y su alma con comida deliciosa y saludable.

Bienvenido al maravilloso mundo de "Sabores Saludables". ¡Comencemos este delicioso viaje juntos!

LA IMPORTANCIA DE UNA ALIMENTACIÓN BALANCEADA

Mejora de la Salud General: a través de una dieta equilibrada es un concepto fundamental para mantener un cuerpo sano y activo. Una dieta balanceada implica una ingesta variada de alimentos que proporcionan todos los nutrientes esenciales que el cuerpo necesita para su correcto funcionamiento. Estos nutrientes incluyen proteínas, carbohidratos, grasas, vitaminas y minerales. Cada uno de estos juega un papel crucial en diversas funciones corporales, como la construcción y reparación de tejidos, la producción de energía, y el mantenimiento de un sistema inmunológico fuerte.

Además, una dieta equilibrada ayuda a regular procesos vitales como la circulación sanguínea, la digestión y la regulación hormonal. No se trata solo de elegir alimentos saludables, sino de mantener una proporción adecuada y diversidad. Por ejemplo, las frutas y verduras aportan vitaminas y minerales esenciales, mientras que los granos enteros y las legumbres ofrecen fibra y energía sostenida. Las proteínas, ya sean de origen animal o vegetal, son fundamentales para la reparación celular y el crecimiento muscular.

La clave está en el equilibrio y la moderación, evitando el exceso de alimentos procesados y ricos en grasas saturadas y azúcares. Al adoptar una dieta equilibrada, no solo se mejora la salud física, sino también la mental y emocional, ya que una nutrición adecuada tiene un impacto directo en el bienestar general y la calidad de vida.

Prevención de enfermedades: La prevención de enfermedades a través de una alimentación balanceada es uno de los beneficios más significativos de un estilo de vida saludable. Una dieta equilibrada, rica en frutas, verduras, granos enteros, proteínas magras y grasas saludables, puede jugar un papel crucial en la reducción del riesgo de varias enfermedades crónicas. Por ejemplo, los alimentos ricos en fibra y bajos en grasas saturadas y azúcares pueden disminuir el riesgo de enfermedades cardíacas al mejorar los niveles de colesterol y la salud cardiovascular en general.

Además, mantener un balance adecuado de carbohidratos y azúcares ayuda a regular los niveles de glucosa en sangre, lo que es esencial en la prevención y manejo de la diabetes tipo 2. La obesidad, un factor de riesgo importante para muchas enfermedades crónicas, también puede prevenirse mediante una dieta equilibrada combinada con actividad física regular. Así, adoptar hábitos alimenticios saludables no solo mejora la salud inmediata, sino que también establece una base sólida para una vida libre de enfermedades crónicas.

Control de peso: El control del peso es un aspecto crucial de la salud general, y una alimentación balanceada es la piedra angular para lograrlo. Mantener un equilibrio en la ingesta de alimentos, donde se consumen cantidades adecuadas de nutrientes y calorías según las necesidades individuales, ayuda a regular el peso corporal de manera efectiva. Una dieta equilibrada que incluye una variedad de alimentos en proporciones adecuadas asegura que el cuerpo reciba la energía necesaria sin excesos que puedan conducir al aumento de peso. Además, incorporar alimentos ricos en fibra y bajos en calorías vacías puede aumentar la sensación de saciedad y reducir la tendencia a comer en exceso. Así, el control de peso no solo se trata de restringir calorías, sino de elegir alimentos que nutran y satisfagan de manera saludable.

Energía y bienestar: Una dieta equilibrada tiene un impacto directo y positivo en nuestros niveles de energía y bienestar general. Al consumir una variedad de alimentos que aportan los nutrientes necesarios, el cuerpo puede mantener niveles óptimos de energía a lo largo del día. Por ejemplo, los carbohidratos complejos proporcionan una liberación lenta y sostenida de energía, mientras que las proteínas y las grasas saludables ayudan a mantener esa energía. Además, una nutrición adecuada influye en el estado de ánimo y la salud mental. Las vitaminas y minerales, como el magnesio y las vitaminas B, juegan un papel vital en la función cerebral, influyendo en el estado de ánimo y reduciendo el estrés. Así, una dieta equilibrada no solo nos alimenta físicamente, sino que también es esencial para nuestro bienestar emocional y mental.

Salud digestiva: La salud digestiva es un componente vital del bienestar general, y una alimentación rica en fibra juega un papel fundamental en su mantenimiento. La fibra, presente en alimentos como frutas, verduras, legumbres y granos enteros, facilita la digestión y ayuda a prevenir problemas comunes como el estreñimiento. Además, la fibra dietética contribuye a un sistema digestivo saludable al mantener regularidad y promover un ambiente intestinal óptimo. Incluir una variedad de alimentos ricos en fibra en la dieta diaria no solo mejora la función digestiva, sino que también apoya la salud general del organismo.

Fomento de hábitos saludables: Adoptar una dieta balanceada a menudo sirve como el primer paso hacia un estilo de vida más saludable en general. Al comenzar a prestar atención a lo que comemos, naturalmente nos volvemos más conscientes de la importancia de cuidar nuestro cuerpo. Esto puede llevar a la adopción de otros hábitos saludables, como la actividad física regular. El ejercicio, combinado con una buena nutrición, mejora la salud en general, aumenta la energía y puede mejorar el estado de ánimo. En resumen, una dieta equilibrada no solo beneficia nuestra salud física, sino que también actúa como un catalizador para un bienestar integral.

Fortalecimiento del Sistema Inmunológico: Una dieta rica en vitaminas y minerales es clave para fortalecer el sistema inmunológico. Los nutrientes como la vitamina C, vitamina D, zinc y hierro desempeñan roles fundamentales en el mantenimiento y la mejora de la respuesta inmunológica del cuerpo. Estos componentes ayudan a combatir infecciones y protegen contra enfermedades. Al incluir una variedad de frutas, verduras, proteínas magras y granos enteros en la dieta, se asegura una ingesta adecuada de estos nutrientes esenciales. Por lo tanto, una alimentación nutritiva y balanceada no solo contribuye a un sistema inmunológico más fuerte, sino que también aumenta la resistencia general del cuerpo a infecciones y enfermedades.

Salud de la Piel y el Cabello: La salud de la piel y el cabello está directamente influenciada por los nutrientes que obtenemos de nuestra dieta. Nutrientes como las vitaminas A, C, E, y los ácidos grasos omega-3 son esenciales para mantener la piel hidratada, elástica y protegida contra el daño ambiental. El hierro y las proteínas son cruciales para el crecimiento y la fortaleza del cabello. Consumir una variedad de alimentos ricos en estos nutrientes puede ayudar a mantener una piel radiante y un cabello fuerte y saludable. Por lo tanto, una dieta equilibrada y nutritiva es fundamental para realzar la belleza natural desde adentro hacia afuera.

Longevidad y Calidad de Vida: Una alimentación balanceada es un pilar fundamental para una vida más larga y de mejor calidad. Los estudios han demostrado que las dietas ricas en nutrientes esenciales y bajas en alimentos procesados pueden reducir significativamente el riesgo de enfermedades crónicas, mejorar la vitalidad y promover la longevidad. Al elegir una variedad de alimentos saludables y mantener un equilibrio nutricional, no solo se extiende la esperanza de vida, sino que también se mejora su calidad, permitiendo disfrutar de más años con buena salud, energía y bienestar. Por lo tanto, una dieta balanceada es clave para un envejecimiento saludable y una vida plena.

En conclusión, la importancia de una alimentación balanceada trasciende más allá de la simple nutrición. Abarca aspectos cruciales como la prevención de enfermedades, el control de peso, el aumento de energía y bienestar, la salud digestiva, el fomento de hábitos saludables, el mejoramiento del rendimiento físico y mental, el fortalecimiento del sistema inmunológico, la salud de la piel y el cabello, y contribuye a una mayor longevidad y calidad de vida.

Un estudio científico real que respalda estas afirmaciones es el "Estudio de Cohortes de Salud de las Enfermeras" (Nurses' Health Study) y su contraparte masculina, el "Estudio de Salud de los Profesionales" (Health Professionals Follow-Up Study). Estas investigaciones a largo plazo han mostrado consistentemente que una dieta rica en frutas, verduras, granos enteros y proteínas magras, y baja en carnes rojas, carnes procesadas y alimentos azucarados, está asociada con un menor riesgo de enfermedades crónicas y una mayor esperanza de vida. Estos estudios resaltan cómo pequeñas pero consistentes elecciones alimenticias pueden tener un impacto significativo en nuestra salud general y longevidad.

CAPÍTULO 1: FUNDAMENTOS DE NUTRICIÓN

"Fundamentos de Nutrición", aborda los elementos básicos de una alimentación saludable, centrándose en los macronutrientes y micronutrientes esenciales para el cuerpo humano.

Macronutrientes:

Proteínas: Cruciales para la construcción y reparación de tejidos, producción de enzimas y hormonas. Se encuentran en carnes, pescados, legumbres y productos lácteos.

Carbohidratos: Fuente principal de energía. Incluyen granos enteros, frutas y vegetales.

Grasas: Importantes para la salud cerebral, absorción de vitaminas y protección de órganos. Se encuentran en aceites, nueces y pescado graso.

Micronutrientes:

Vitaminas: Necesarias para diversas funciones corporales como la visión, el sistema inmune y la coagulación de la sangre.

Minerales: Incluyen calcio, hierro y magnesio, fundamentales para la salud ósea, transporte de oxígeno y función muscular.

El capítulo también aborda la importancia del equilibrio y la moderación en la dieta, subrayando cómo una nutrición adecuada afecta no solo la salud física, sino también el bienestar mental y emocional.

MACRONUTRIENTES

Las proteínas: un componente esencial en cualquier dieta. Las proteínas son fundamentales para construir y reparar tejidos, producir enzimas y hormonas, y son componentes clave de todos los músculos y tejidos del cuerpo.

Las proteínas están compuestas de aminoácidos, algunos de los cuales son esenciales y deben obtenerse a través de la dieta. Existen diversas fuentes de proteína, incluyendo:

Origen Animal: Carne, pescado, aves, huevos y productos lácteos.

Origen Vegetal: Legumbres, nueces, semillas y ciertos granos como la quinoa.

Cada fuente de proteína tiene un perfil de aminoácidos único. Por ejemplo, la proteína animal generalmente contiene todos los aminoácidos esenciales, mientras que la mayoría de las proteínas vegetales deben combinarse para formar un perfil completo de aminoácidos.

Además de su papel en la estructura y reparación de tejidos, las proteínas también son importantes para el sistema inmunológico, ya que ayudan a formar los anticuerpos que luchan contra las infecciones. También juegan un papel en la regulación del metabolismo y la saciedad, lo que puede ser importante en la gestión del peso.

En resumen, las proteínas son un macronutriente vital para el mantenimiento de la salud y el bienestar general, y es importante incluirlas de forma balanceada en la dieta diaria.

Los carbohidratos: son la principal fuente de energía del cuerpo y desempeñan un papel crucial en la dieta humana. Se clasifican en simples y complejos, basándose en su estructura química y la rapidez con la que el cuerpo los convierte en glucosa.

Los carbohidratos simples, como el azúcar y la miel, proporcionan energía rápida pero de corta duración. Por otro lado, los carbohidratos complejos, encontrados en los granos enteros, frutas y verduras, ofrecen una liberación más lenta y sostenida de energía. Estos últimos también son ricos en fibra, lo que ayuda en la digestión y en la prevención de enfermedades crónicas como la diabetes tipo 2 y enfermedades cardíacas.

Además, los carbohidratos complejos son fundamentales para el funcionamiento cerebral, ya que el cerebro utiliza la glucosa como su principal fuente de energía. Incluir una variedad de carbohidratos complejos en la dieta no solo proporciona energía sostenida, sino que también es crucial para la salud general y el bienestar.

Las grasas: son un macronutriente esencial que desempeña múltiples roles críticos en el cuerpo. Contrario a la creencia popular, no todas las grasas son perjudiciales. De hecho, ciertos tipos de grasas son vitales para la salud.

Tipos de Grasas:

Grasas Saturadas: Encontradas en la carne y productos lácteos. Consumo moderado es clave.

Grasas Insaturadas: Incluyen monoinsaturadas (aceite de oliva, aguacate) y poliinsaturadas (nueces, semillas, pescado graso). Beneficiosas para la salud del corazón.

Grasas Trans: Presentes en alimentos procesados; deben evitarse.

Las grasas son fundamentales para la absorción de vitaminas solubles en grasa (A, D, E, K) y proporcionan aislamiento y protección a los órganos. Además, son importantes para la salud cerebral, ya que el cerebro está compuesto en gran parte por grasa. Consumir grasas saludables como las de aceites de calidad, nueces y pescados grasos como el salmón, puede apoyar la función cognitiva y la salud general.

MICRONUTRIENTES

Las vitaminas: son compuestos orgánicos esenciales que el cuerpo necesita en pequeñas cantidades para funciones vitales. No pueden ser producidas en cantidades suficientes por el cuerpo, por lo que deben obtenerse a través de la dieta.

Tipos de Vitaminas:

Vitaminas Solubles en Agua: Incluyen las vitaminas B y C. No se almacenan en el cuerpo y deben consumirse regularmente.

Vitaminas Solubles en Grasa: Incluyen las vitaminas A, D, E, y K. Se almacenan en el tejido graso y el hígado.

Cada vitamina tiene funciones específicas, como ayudar en la producción de energía, mejorar la inmunidad, y mantener la salud de la piel y los ojos. Una dieta variada y equilibrada es la mejor manera de obtener las vitaminas necesarias.

Los minerales: son elementos inorgánicos que desempeñan roles cruciales en diversas funciones corporales. Al igual que las vitaminas, los minerales no pueden ser producidos por el cuerpo y deben obtenerse a través de la dieta.

Tipos y Funciones de los Minerales:

Calcio: Esencial para la salud ósea y dental, así como para la función muscular y nerviosa.

Hierro: Importante para la formación de hemoglobina, que transporta oxígeno en la sangre.

Magnesio: Participa en más de 300 reacciones bioquímicas en el cuerpo, incluyendo la regulación de la función muscular y nerviosa.

Potasio: Clave para el mantenimiento del equilibrio de fluidos y la función muscular.

Zinc: Fundamental para el sistema inmunológico, la cicatrización de heridas y el sentido del gusto y olfato.

Una dieta rica y variada, que incluya granos enteros, frutas, verduras, carnes magras y productos lácteos, es generalmente suficiente para satisfacer las necesidades de minerales del cuerpo.

ENTENDIENDO LAS ETIQUETAS NUTRICIONALES

Entender las etiquetas nutricionales es esencial para tomar decisiones informadas sobre la alimentación. Estas etiquetas proporcionan información valiosa sobre el contenido de nutrientes de los alimentos. Incluyen detalles sobre porciones, calorías, macronutrientes (carbohidratos, proteínas y grasas) y micronutrientes (vitaminas y minerales).

Aspectos Clave de las Etiquetas Nutricionales:

Tamaño de la Porción: Indica la cantidad estándar del alimento y todas las demás cifras de nutrientes se basan en esta cantidad.

Calorías: Muestra la energía total que aporta una porción.

Grasas, Carbohidratos y Proteínas: Proporciona cantidades en gramos y, a veces, el porcentaje del valor diario recomendado.

Vitaminas y Minerales: Enumera nutrientes importantes y su contribución al valor diario recomendado.

Comprender estas etiquetas puede ayudar a equilibrar la ingesta de nutrientes esenciales, controlar la ingesta calórica y evitar excesos de grasas saturadas, azúcares añadidos y sodio.

CAPÍTULO 2: PLANIFICACIÓN DE COMIDAS Y COCINA SALUDABLE

Contar con las herramientas esenciales de cocina puede transformar la experiencia de cocinar, haciéndola más eficiente y placentera. Estas herramientas no tienen que ser numerosas o costosas, pero sí deben ser de buena calidad y adecuadas para las tareas cotidianas.

Herramientas Esenciales de Cocina:

Cuchillos de Calidad: Un cuchillo de chef, uno para pan y uno de pelar son esenciales.

Tablas de Cortar: Preferiblemente de madera o plástico resistente.

Sartenes y Ollas: De diversos tamaños, incluyendo una olla grande para sopas y una sartén antiadherente.

Utensilios Básicos: Espátulas, cucharas de madera, batidor de varillas, abrelatas y pelador.

Medidores y Pesas: Tazas y cucharas medidoras, además de una balanza de cocina.

Tazones para Mezclar: De varios tamaños, preferiblemente de acero inoxidable.

Fuente para Horno: Para asar y hornear.

Estas herramientas básicas son el fundamento de cualquier cocina y facilitarán la preparación de una variedad de platos.

Las técnicas de cocina saludable: son fundamentales para maximizar los beneficios nutricionales de los alimentos, manteniendo al mismo tiempo su sabor y textura. Aquí un esquema detallado de algunas de estas técnicas:

1. Cocción al Vapor:
Método que preserva vitaminas y minerales.
Ideal para verduras, pescado y pollo.
2. Asado a la Parrilla:
Reduce la grasa al permitir que se escurra.
Aporta un sabor ahumado a carnes y vegetales.
3. Horneado:
Alternativa saludable a la fritura.
Perfecto para carnes, pescados y productos de panadería.
4. Salteado:
Requiere poco aceite.
Rápido y mantiene los sabores y texturas.
5. Cocción en Sartén Antiadherente:
Minimiza la necesidad de aceites o grasas.
Útil para huevos, tortillas y pequeñas porciones de carne.
6. Uso de Hierbas y Especias:
Reemplazan la necesidad de exceso de sal.

Añaden sabor y beneficios nutricionales adicionales.

7. Preparación de Salsas Caseras:

Control sobre los ingredientes.

Evita conservantes y azúcares añadidos de las salsas comerciales.

8. Remojo y Cocción de Legumbres:

Conserva nutrientes y mejora la digestibilidad.

Ideal para frijoles, lentejas y garbanzos.

Estas técnicas no solo ayudan a mantener una dieta saludable, sino que también añaden variedad y placer al proceso de cocinar. Incorporar estas prácticas en la cocina diaria puede tener un impacto significativo en la calidad nutricional de los alimentos consumidos.

La planificación de menús saludables: es un aspecto clave para mantener una dieta equilibrada y satisfactoria. Aquí te detallo cómo hacerlo:

1. Balance Nutricional: Asegúrate de incluir una variedad de alimentos en cada comida para obtener un balance de macronutrientes (proteínas, carbohidratos, grasas) y micronutrientes (vitaminas, minerales).

2. Porciones Adecuadas: Controla el tamaño de las porciones para evitar comer en exceso.

3. Variedad: Alterna entre diferentes tipos de carnes, granos, verduras y frutas para evitar la monotonía.

4. Preparación Anticipada: Planifica y prepara comidas con anticipación para evitar la tentación de opciones menos saludables.

5. Snacks Saludables: Incluye opciones de snacks saludables para evitar picar alimentos altos en calorías y bajos en nutrientes.

6. Hidratación: No olvides incluir suficiente agua y líquidos saludables.

7. Consideraciones Especiales: Ten en cuenta cualquier necesidad dietética especial, como alergias o intolerancias.

8. Experimentación Culinaria: Prueba nuevas recetas y sabores para mantener el interés en la cocina saludable.

Planificar menús saludables requiere tiempo y esfuerzo, pero los beneficios para la salud y el bienestar valen la pena.

CAPÍTULO 3: RECETAS PARA EL DESAYUNO

AVENA CON FRUTAS Y NUECES

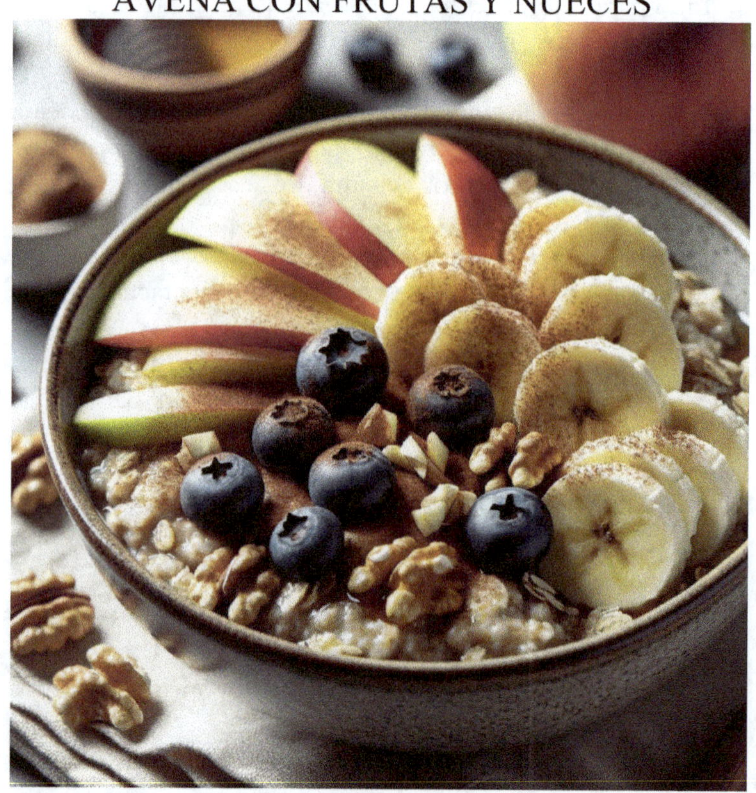

INGREDIENTES:

1 taza de avena en hojuelas

2 tazas de leche de almendra (o leche de tu elección)

1 manzana cortada en cubos

1 plátano en rodajas

1/4 taza de nueces picadas

1 cucharadita de canela en polvo
Miel o jarabe de arce al gusto
Un puñado de arándanos frescos o secos

INSTRUCCIONES:

En una cacerola, combina la avena y la leche. Cocina a fuego medio, revolviendo ocasionalmente, hasta que la avena esté suave y haya absorbido la mayor parte de la leche.

Añade la manzana cortada, las nueces y la canela. Cocina por otros 5 minutos, o hasta que las manzanas estén tiernas.

Sirve la avena caliente en un tazón.

Agrega encima el plátano en rodajas y los arándanos.

Endulza al gusto con miel o jarabe de arce.

Esta receta es ideal para empezar el día con energía, ya que combina carbohidratos complejos, proteínas y grasas saludables. Además, las frutas añaden una dosis natural de vitaminas y fibra.

Nutriente	Cantidad (aproximada)
Calorías	430
Proteínas	12g
Carbohidratos	62g
Grasas totales	16g
Fibra	9g
Azúcares	23g
Sodio	160mg

SMOOTHIE DE ESPINACAS Y PLÁTANO CON AVENA

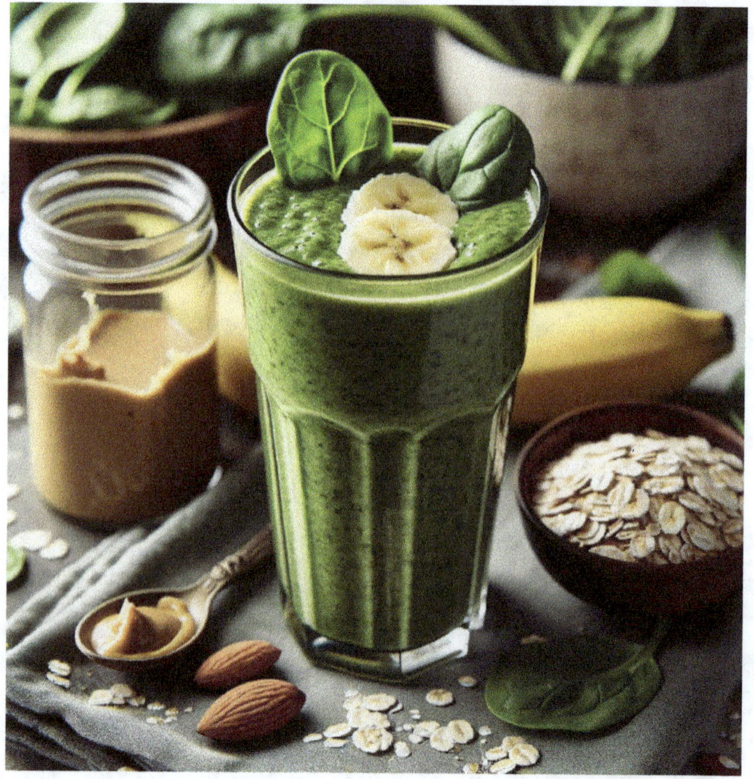

INGREDIENTES:

1 taza de espinacas frescas
1 plátano maduro
1/2 taza de avena en hojuelas
1 taza de leche de almendras (o cualquier leche de tu elección)

1 cucharada de mantequilla de almendra (o mantequilla de maní)

1 cucharadita de miel (opcional)

Hielo al gusto

INSTRUCCIONES:

Coloca todos los ingredientes en una licuadora.

Licúa hasta obtener una mezcla homogénea y suave.

Si lo deseas, ajusta la consistencia agregando más leche o hielo.

Sirve inmediatamente en un vaso grande.

Este smoothie combina la energía de la avena, las proteínas y grasas saludables de la mantequilla de almendra, y las vitaminas y minerales de las espinacas y el plátano, lo que lo hace perfecto para un desayuno rápido, nutritivo y energizante.

Nutriente	Cantidad (aproximada)
Calorías	330
Proteínas	10g
Carbohidratos	43g
Grasas totales	12g
Fibra	6g
Azúcares	18g
Sodio	160mg

TOSTADAS DE AGUACATE CON HUEVO ESCALFADO

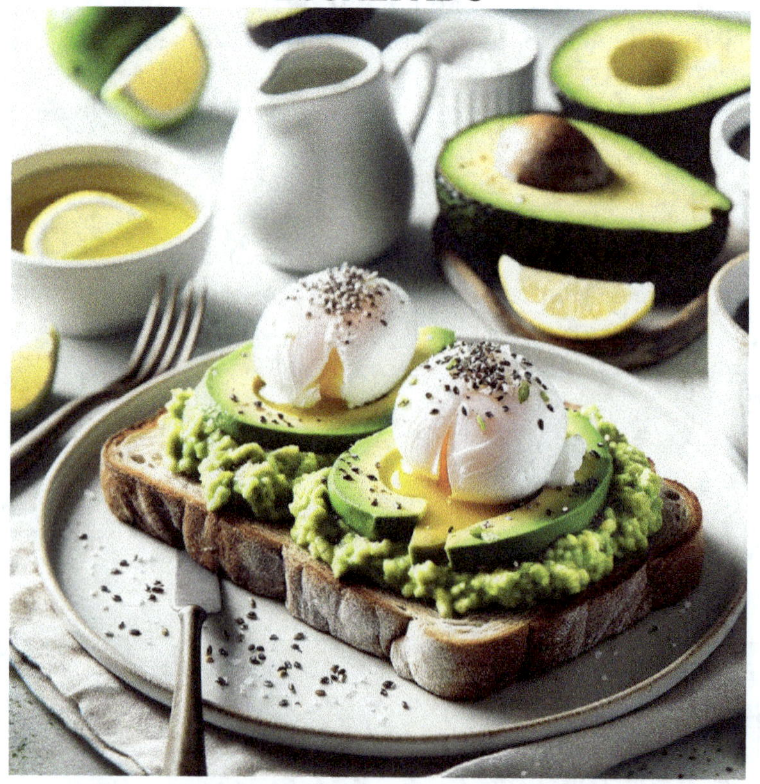

INGREDIENTES:

2 rebanadas de pan integral
1 aguacate maduro
2 huevos
Jugo de limón
Sal y pimienta al gusto
Semillas de chía o sésamo (opcional)

INSTRUCCIONES:

Tuesta el pan integral hasta que esté crujiente.

Machaca el aguacate y mézclalo con un poco de jugo de limón, sal y pimienta.

Unta el aguacate sobre las tostadas.

Escalfa los huevos en agua hirviendo durante 3-4 minutos y colócalos sobre las tostadas.

Añade un toque de sal, pimienta y semillas de chía o sésamo.

Esta receta combina carbohidratos complejos, grasas saludables y proteínas, brindando un desayuno balanceado y energizante.

Nutriente	Cantidad (aproximada)
Calorías	400
Proteínas	20g
Carbohidratos	35g
Grasas totales	23g
Fibra	9g
Azúcares	4g
Sodiio	260mg

PARFAIT DE YOGUR GRIEGO CON FRUTAS Y GRANOLA

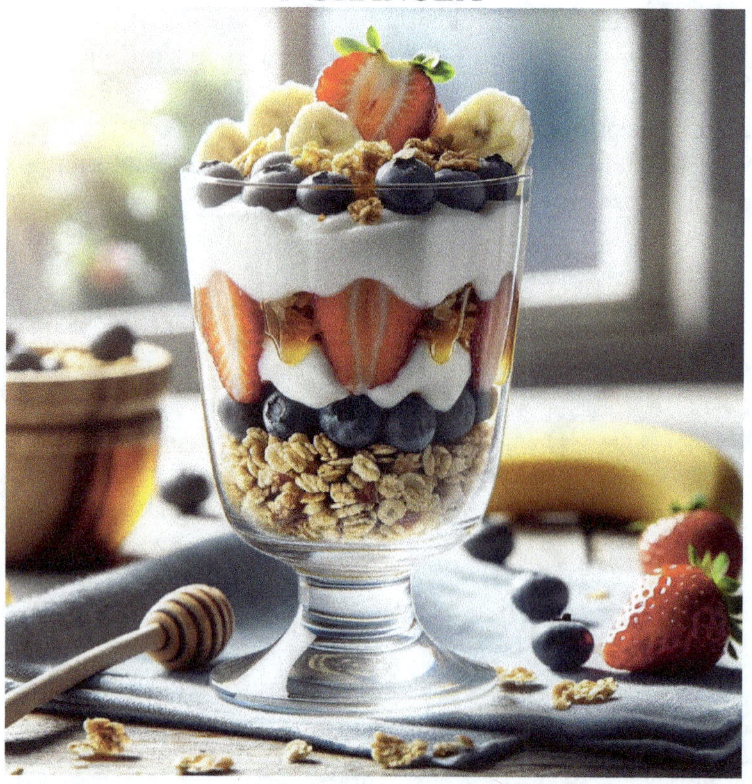

INGREDIENTES:

1 taza de yogur griego natural
1/2 taza de granola
1/2 taza de frutas frescas (fresas, arándanos, plátano)
Miel al gusto

INSTRUCCIONES:

En un vaso o tazón, coloca una capa de yogur griego.
Añade una capa de granola.
Agrega una capa de frutas frescas.
Repite las capas hasta llenar el vaso o tazón.
Rocía un poco de miel por encima para endulzar.
Este desayuno es una combinación perfecta de proteínas, carbohidratos saludables y vitaminas, ideal para comenzar el día con energía.

Nutriente	Cantidad (aproximada)
Calorías	300
Proteínas	15g
Carbohidratos	40g
Grasas totales	10g
Fibra	5g
Azúcares	20g
Sodio	140mg

BATIDO DE PROTEÍNAS CON MANTEQUILLA DE MANÍ Y PLÁTANO

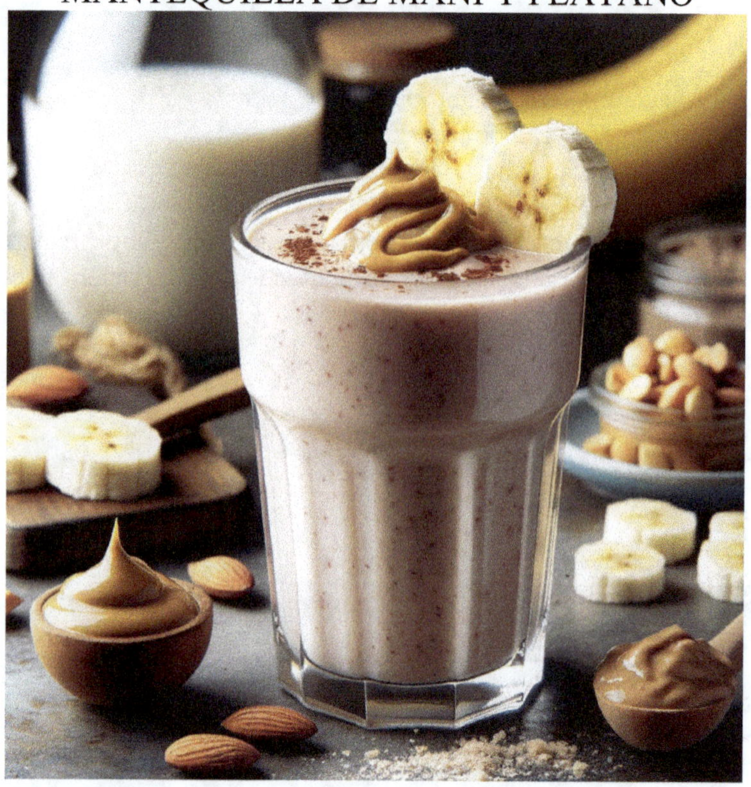

INGREDIENTES:

1 plátano maduro
2 cucharadas de mantequilla de maní natural
1 taza de leche de almendras (o cualquier leche de tu elección)
1 scoop de proteína en polvo de vainilla o chocolate
Hielo al gusto

INSTRUCCIONES:

Coloca el plátano, la mantequilla de maní, la leche de almendras y la proteína en polvo en una licuadora.

Añade hielo según la consistencia deseada.

Licúa hasta que la mezcla sea suave y homogénea.

Sirve en un vaso alto y disfruta.

Este batido combina la energía duradera del plátano, la proteína y las grasas saludables de la mantequilla de maní, ideal para un desayuno rápido y nutritivo.

Nutriente	Cantidad (aproximada)
Calorías	350
Proteínas	25g
Carbohidratos	35g
Grasas totales	10g
Fibra	5g
Azúcares	15g
Sodiio	160mg

BOL DE ACAI ENERGIZANTE

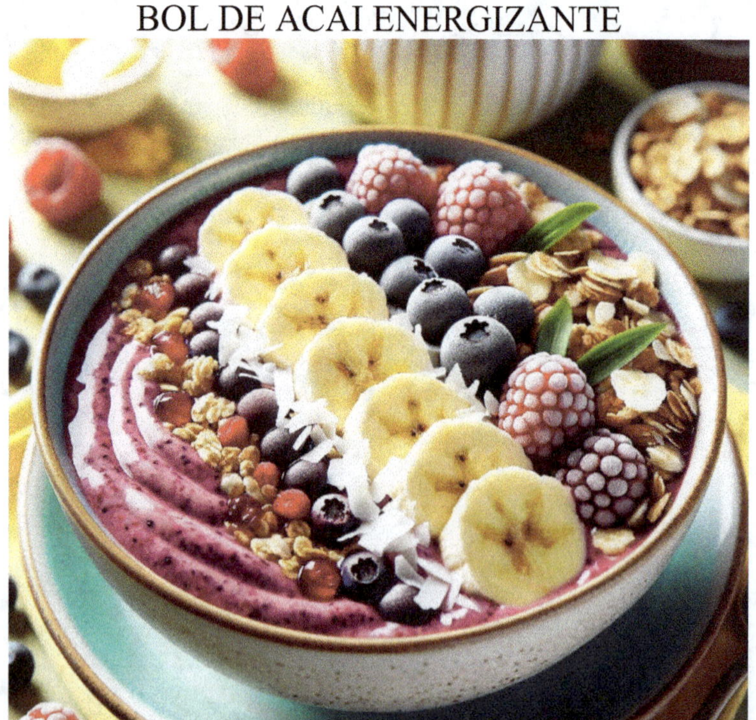

INGREDIENTES:

2 paquetes de pulpa de acai congelada

1 plátano congelado

1/2 taza de frutos rojos congelados (fresas, arándanos, etc.)

1/2 taza de leche de coco o almendra

Toppings: rodajas de plátano fresco, granola, coco rallado, miel

INSTRUCCIONES:

En una licuadora, mezcla la pulpa de acai, el plátano congelado, los frutos rojos y la leche hasta obtener una consistencia cremosa.

Sirve la mezcla en un bol.

Añade los toppings de tu elección.

Este desayuno es perfecto para empezar el día con energía, gracias a su alto contenido de antioxidantes, vitaminas y fibra.

Nutriente	Cantidad (aproximada)
Calorías	350
Proteínas	7g
Carbohidratos	50g
Grasas totales	10g
Fibra	10g
Azúcares	30g
Sodio	80mg

HUEVOS REVUELTOS CON VERDURAS Y TOSTADA INTEGRAL

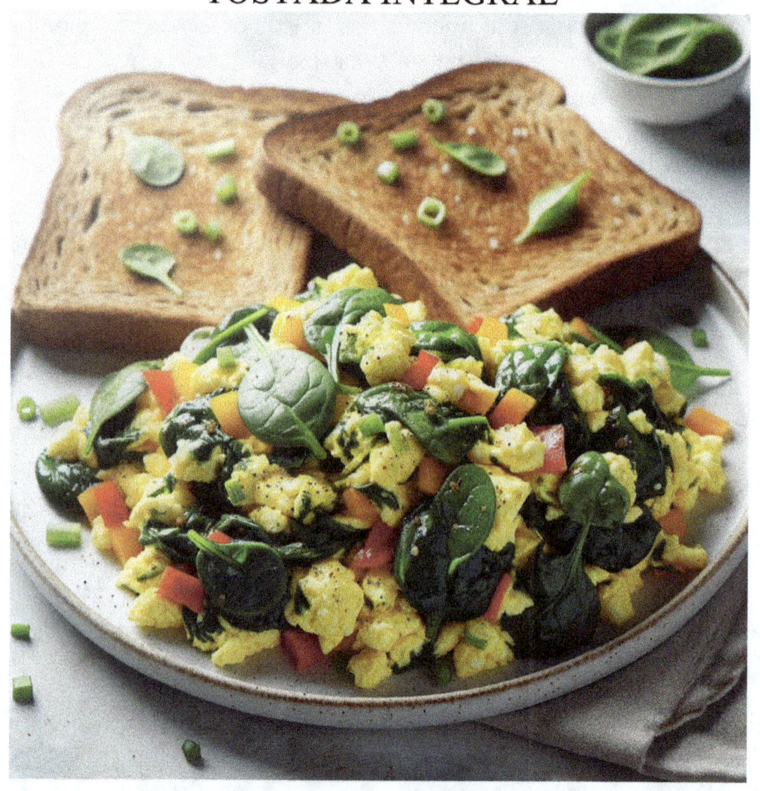

INGREDIENTES:

2 huevos
1/2 taza de espinacas picadas
1/4 taza de pimientos rojos picados
1/4 taza de cebolla picada
2 rebanadas de pan integral
Aceite de oliva
Sal y pimienta al gusto

INSTRUCCIONES:

En una sartén, calienta un poco de aceite de oliva y saltea la cebolla y el pimiento hasta que estén tiernos.

Añade las espinacas y cocina hasta que se marchiten.

Bate los huevos y agrégalos a la sartén. Revuelve hasta que estén cocidos.

Tuesta el pan integral.

Sirve los huevos revueltos sobre las tostadas.

Este desayuno combina proteínas, fibra y nutrientes de las verduras, ideal para un inicio de día energético y saludable.

Nutriente	Cantidad (aproximada)
Calorías	350
Proteínas	20g
Carbohidratos	30g
Grasas totales	15g
Fibra	5g
Azúcares	5g
Colesterol	370mg
Sodio	400mg

PANQUEQUES DE AVENA Y PLÁTANO

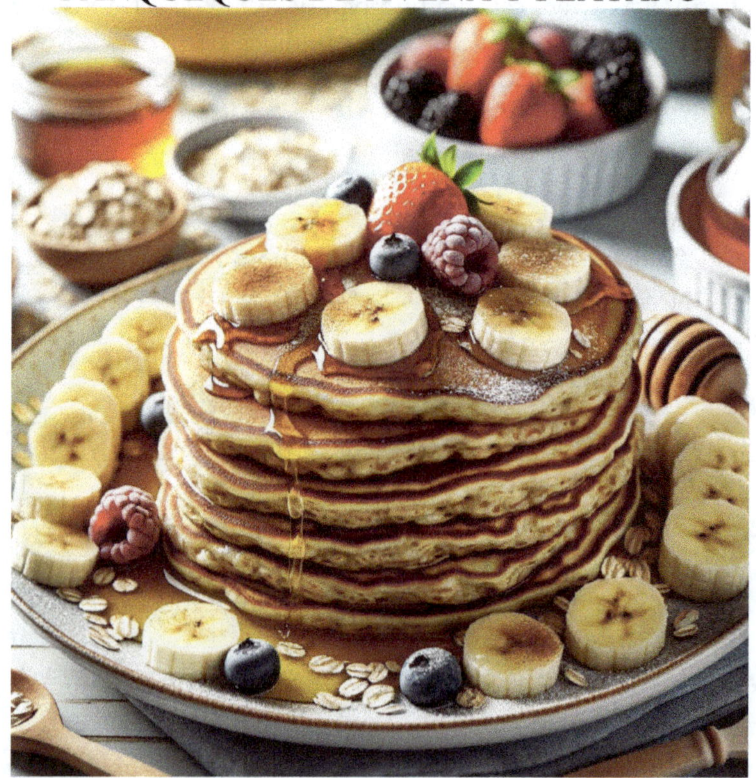

INGREDIENTES:

1 plátano maduro grande
2 huevos
1/2 taza de avena en hojuelas
1/2 cucharadita de canela
1/4 cucharadita de extracto de vainilla
Aceite de coco (para la sartén)
Miel y frutas frescas para servir

INSTRUCCIONES:

Tritura el plátano en un tazón grande.

Añade los huevos, la avena, la canela y el extracto de vainilla. Mezcla hasta obtener una masa homogénea.

Calienta un poco de aceite de coco en una sartén a fuego medio.

Vierte porciones de la masa en la sartén y cocina por unos 2-3 minutos por lado, hasta que estén dorados.

Sirve los panqueques con miel y frutas frescas encima.

Esta receta combina carbohidratos saludables, proteínas y grasas buenas, perfecta para un desayuno energizante.

Nutriente	Cantidad (aproximada)
Calorías	400-450 kcal
Proteínas	15g
Carbohidratos	50g
Grasas totales	15g
Fibra	5g
Azúcares	20g
Sodio	180mg

BOL DE YOGUR CON GRANOLA Y FRUTAS MIXTAS

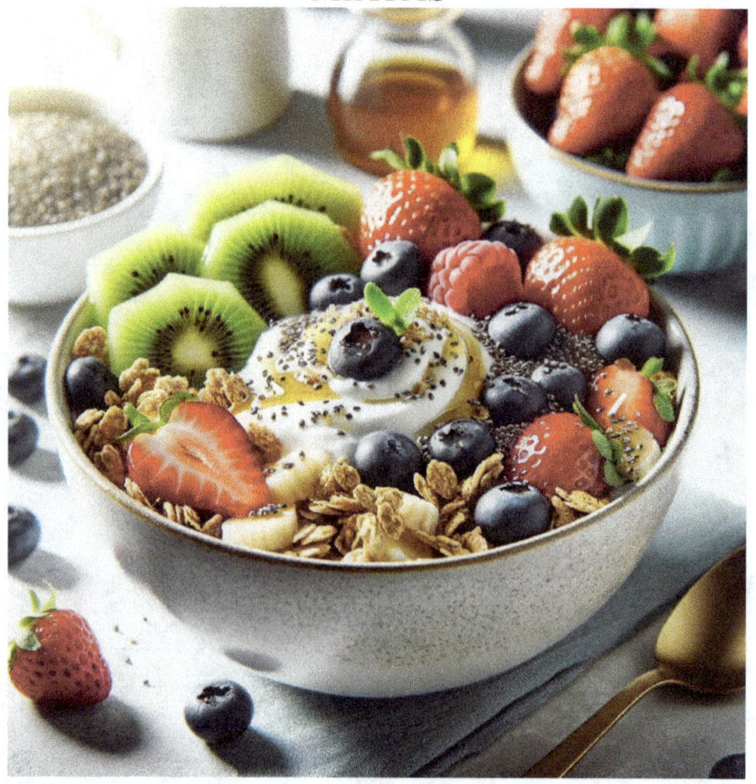

INGREDIENTES:

1 taza de yogur griego natural
1/2 taza de granola
1/4 taza de frutas mixtas (fresas, arándanos, kiwi)
Miel o jarabe de arce al gusto
Semillas de chía para decorar

INSTRUCCIONES:

En un bol, vierte el yogur griego.

Agrega la granola sobre el yogur.

Distribuye las frutas mixtas encima de la granola.

Rocía con miel o jarabe de arce al gusto.

Adorna con semillas de chía.

Esta receta es perfecta para un desayuno rápido, saludable y lleno de energía.

Nutriente	Cantidad (aproximada)
Calorías	300
Proteínas	15g
Carbohidratos	40g
Grasas totales	10g
Fibra	6g
Azúcares	20g
Sodio	90mg

SMOOTHIE DE ESPINACAS Y BAYAS

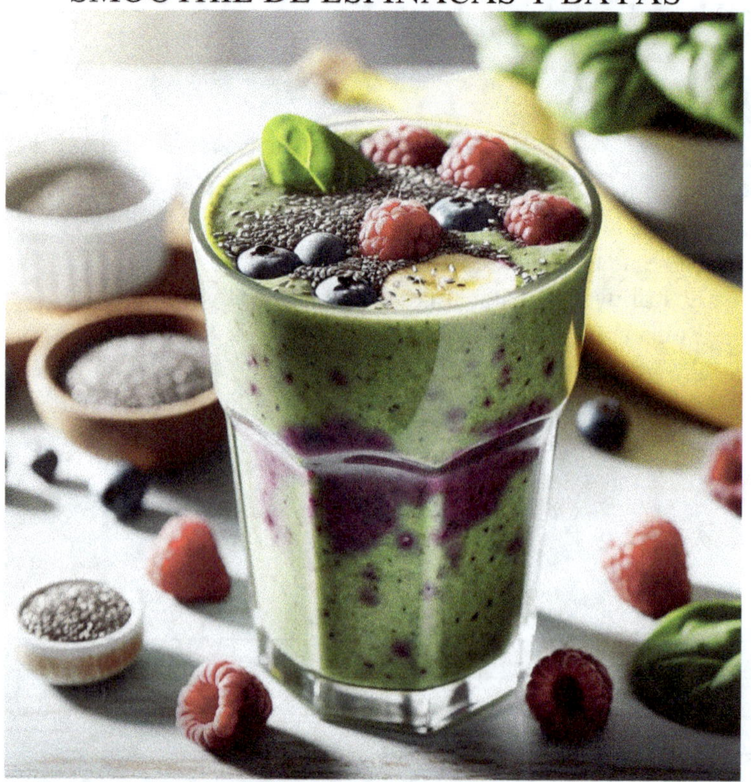

INGREDIENTES:

1 taza de espinacas frescas
1/2 taza de bayas mixtas (fresas, arándanos, frambuesas)
1 plátano maduro
1 cucharada de semillas de chía
1 taza de leche de almendras
1 cucharadita de miel (opcional)
Hielo al gusto

INSTRUCCIONES:

Añade todos los ingredientes en una licuadora.
Mezcla hasta obtener una textura suave y homogénea.
Sirve en un vaso grande y disfruta.
Este smoothie es rico en nutrientes, antioxidantes y fibra, ideal para un desayuno energético y saludable.

Nutriente	Cantidad (aproximada)
Calorías	270
Proteínas	9g
Carbohidratos	40g
Grasas totales	6g
Fibra	8g
Azúcares	20g
Sodio	90mg

CAPÍTULO 4: ALMUERZOS Y CENAS NUTRITIVAS

ENSALADA MEDITERRÁNEA DE QUINOA

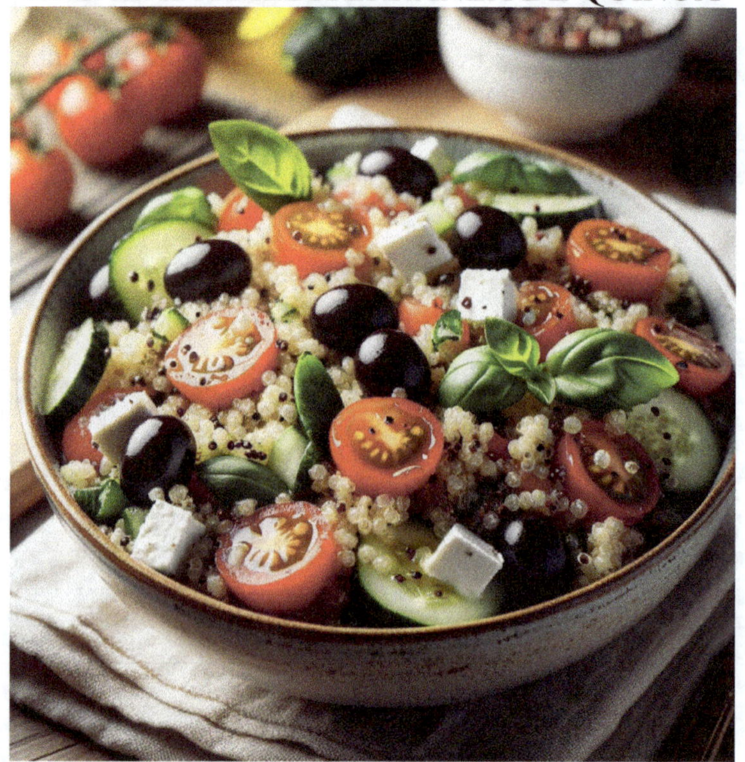

INGREDIENTES:

1 taza de quinoa cocida
1 taza de tomates cherry cortados a la mitad
1 pepino mediano cortado en cubos
1/4 taza de aceitunas negras picadas
1/4 taza de queso feta desmenuzado
2 cucharádas de aceite de oliva extra virgen
Jugo de 1 limón
Sal y pimienta al gusto

Hojas de albahaca fresca para decorar

INSTRUCCIONES:

En un tazón grande, mezcla la quinoa cocida, los tomates cherry, el pepino y las aceitunas negras.

Agrega el queso feta.

En un tazón pequeño, combina el aceite de oliva, el jugo de limón, la sal y la pimienta. Vierte este aderezo sobre la ensalada.

Mezcla bien y decora con hojas de albahaca fresca.

Esta ensalada es una comida nutritiva y completa, ideal para almuerzos o cenas.

Nutriente	Cantidad (aproximada)
Calorías	370
Proteínas	12g
Carbohidratos	42g
Grasas totales	16g
Fibra	6g
Azúcares	6g
Sodio	200mg

BOWL DE POLLO, VERDURAS ASADAS Y QUINOA

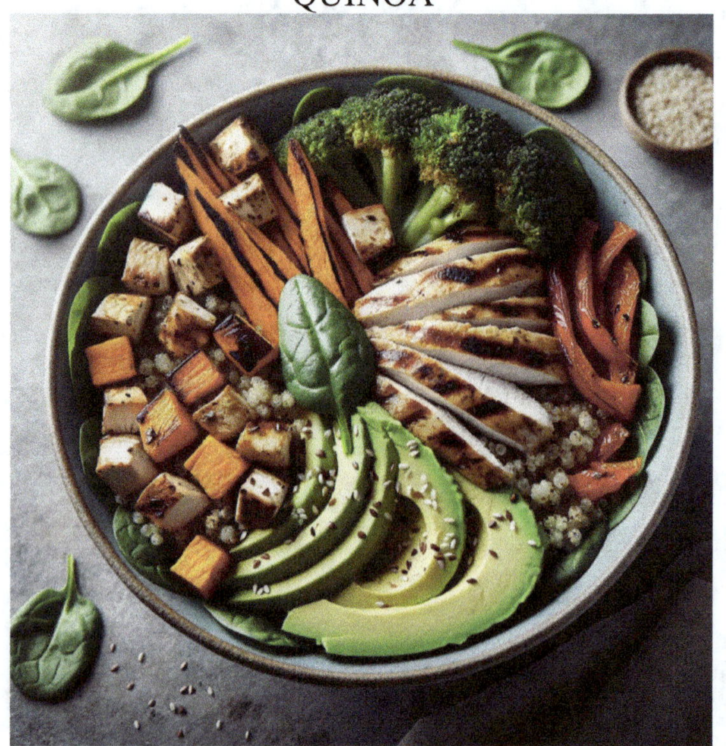

INGREDIENTES:

1 taza de quinoa cocida

200 g de pechuga de pollo, cortada en trozos y asada

1 taza de brócoli, asado

1 batata mediana, cortada en cubos y asada

1 pimiento rojo, cortado en tiras y asado

2 cucharadas de aceite de oliva

Sal y pimienta al gusto

1 cucharadita de ajo en polvo

1 cucharadita de pimentón

Un puñado de espinacas frescas
1 aguacate, cortado en rodajas
Semillas de sésamo para decorar

INSTRUCCIONES:

Precalentar el horno a 200°C.

En una bandeja para hornear, colocar el brócoli, la batata y el pimiento rojo. Rociar con 1 cucharada de aceite de oliva, sal, pimienta, ajo en polvo y pimentón. Hornear durante 20 minutos.

Mientras tanto, cocinar la quinoa según las instrucciones del paquete.

En una sartén, cocinar los trozos de pollo con el aceite de oliva restante hasta que estén dorados y bien cocidos.

Para armar el bowl, colocar una base de espinacas frescas, agregar la quinoa, las verduras asadas, el pollo y el aguacate.

Decorar con semillas de sésamo.

Nutriente	Cantidad (aproximada)
Calorías	450
Proteínas	30g
Carbohidratos	50g
Grasas saturadas	2.5g
Grasas totales	15g
Fibra	8g
Azúcares	4g
Sodio	300mg
Colesterol	60mg
Vitamina A	20% del VDR*
Vitamina C	35% del VDR*
Calcio	10% del VDR*
Hierro	15% del VDR*

*VDR: VALOR DIARIO RECOMENDADO

TAZÓN DE BUDDHA CON GARBANZOS ASADOS Y VERDURAS

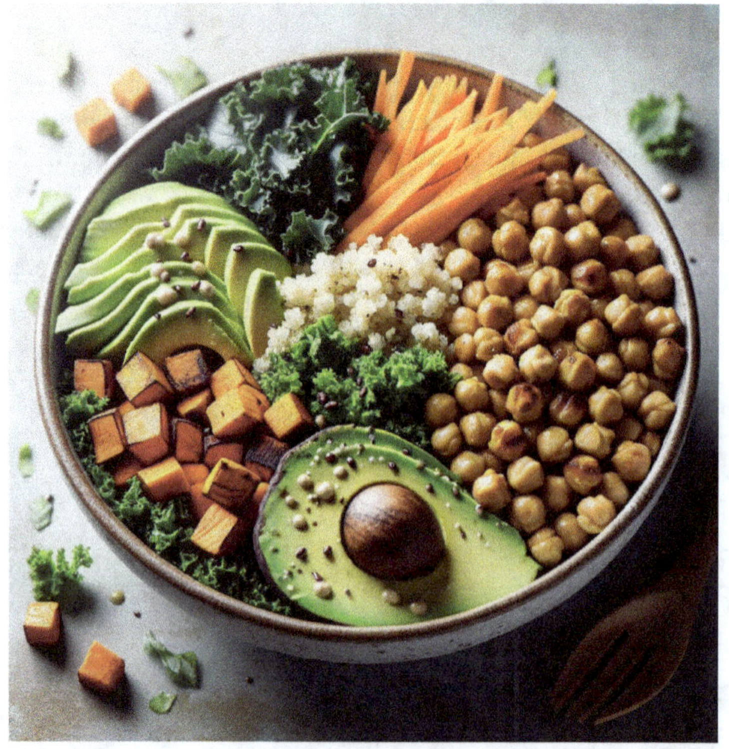

INGREDIENTES:

1 taza de garbanzos cocidos y asados

1 taza de quinoa cocida

1 batata mediana, cortada en cubos y asada

1 manojo de kale (col rizada), troceado y ligeramente salteado

1 aguacate, cortado en rodajas

2 zanahorias, ralladas

2 cucharadas de aceite de oliva

Sal, pimienta, comino, y pimentón al gusto
Aderezo de tahini al limón

INSTRUCCIONES:

Precalentar el horno a 200°C. Mezclar los garbanzos con aceite de oliva, sal, comino y pimentón. Asar durante 20 minutos hasta que estén crujientes.

Asar la batata cortada en cubos con un poco de aceite y sal, hasta que esté tierna.

Saltear ligeramente el kale en una sartén con un poco de aceite hasta que esté tierno.

Para armar el tazón, colocar una base de quinoa, y agregar encima los garbanzos asados, batata, kale, zanahoria rallada y rodajas de aguacate.

Aderezar con tahini al limón.

Nutriente	Cantidad (aproximada)
Calorías	450
Proteínas	18g
Carbohidratos	65g
Grasas saturadas	3g
Grasas totales	20g
Fibra	15g
Azúcares	7g
Sodio	250mg
Colesterol	0mg
Vitamina A	30% del VDR*
Vitamina C	40% del VDR*
Calcio	10% del VDR*
Hierro	20% del VDR*

*VDR: VALOR DIARIO RECOMENDADO
TAZÓN DE POLLO TERIYAKI CON
VEGETALES Y ARROZ INTEGRAL

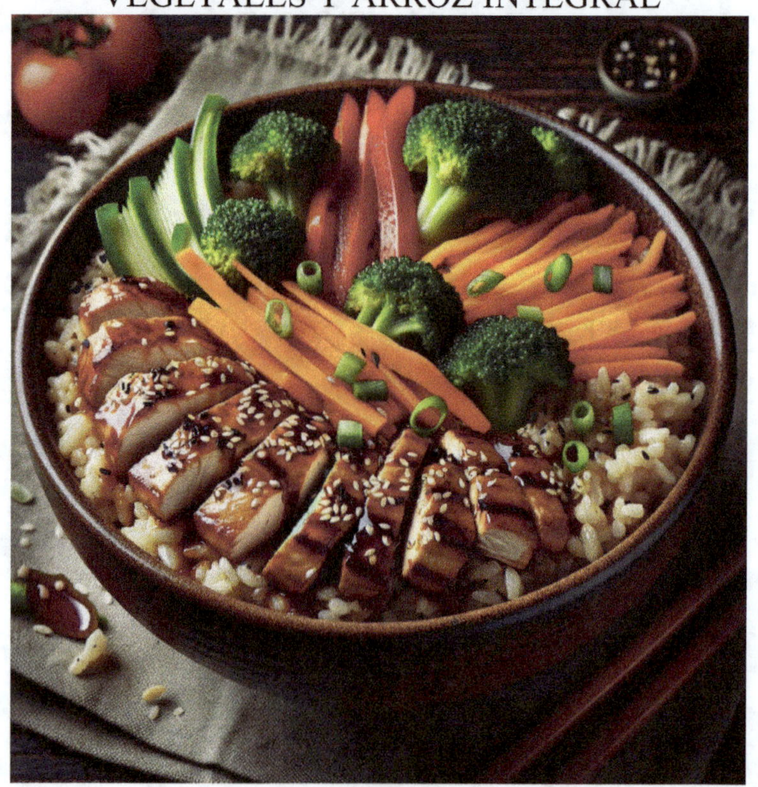

INGREDIENTES:

1 taza de arroz integral cocido
200 g de pechuga de pollo, cortada en trozos y cocinada
con salsa teriyaki
1 taza de brócoli, al vapor
1 zanahoria, cortada en juliana
1/2 pimiento rojo, cortado en tiras
1 cucharada de aceite de sésamo
Semillas de sésamo para decorar

Salsa teriyaki para cocinar y aderezar

INSTRUCCIONES:

Cocinar el arroz integral según las instrucciones del paquete.

En una sartén, cocinar los trozos de pollo con un poco de salsa teriyaki hasta que estén bien cocidos.

Cocer al vapor el brócoli y saltear ligeramente la zanahoria y el pimiento con aceite de sésamo.

Para armar el tazón, colocar una base de arroz integral, y encima agregar el pollo teriyaki, el brócoli, la zanahoria y el pimiento.

Aderezar con salsa teriyaki al gusto y espolvorear con semillas de sésamo.

Nutriente	Cantidad (aproximada)
Calorías	500
Proteínas	35g
Carbohidratos	60g
Grasas saturadas	2g
Grasas totales	10g
Fibra	8g
Azúcares	9g
Sodio	300mg
Colesterol	75mg
Vitamina A	20% del VDR*
Vitamina C	50% del VDR*
Calcio	5% del VDR*
Hierro	15% del VDR*

*VDR: VALOR DIARIO RECOMENDADO

ENSALADA MEDITERRÁNEA CON QUINOA Y POLLO A LA PARRILLA

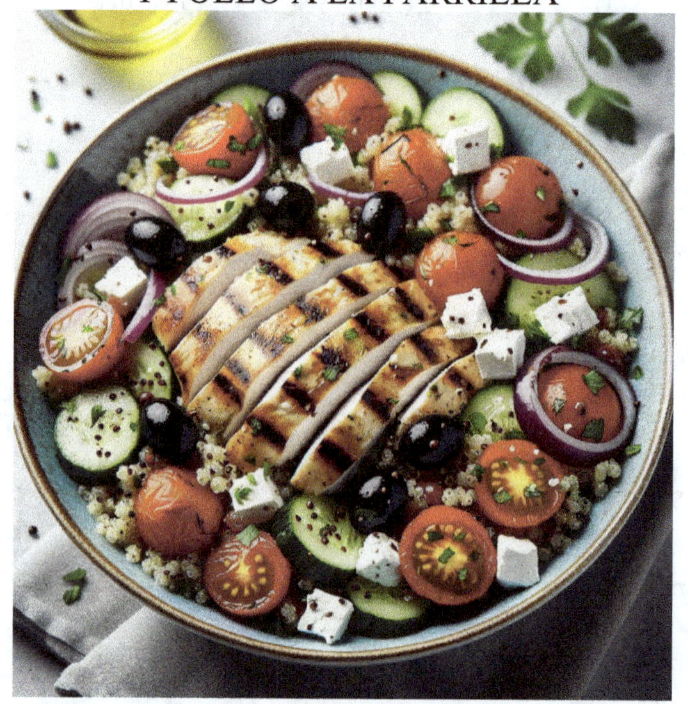

INGREDIENTES:

1 taza de quinoa cocida

2 pechugas de pollo a la parrilla, cortadas en tiras

1 taza de tomates cherry, cortados a la mitad

1 pepino, cortado en cubos

1/2 taza de aceitunas negras, picadas

1/4 taza de cebolla roja, finamente picada

1/4 taza de queso feta desmenuzado

2 cucharadas de perejil fresco, picado

2 cucharadas de aceite de oliva

Jugo de 1 limón
Sal y pimienta al gusto

INSTRUCCIONES:

En un bol grande, mezcla la quinoa cocida con los tomates cherry, el pepino, las aceitunas negras, la cebolla roja y el perejil.

En un tazón pequeño, mezcla el aceite de oliva, el jugo de limón, sal y pimienta. Vierte esta vinagreta sobre la ensalada de quinoa y mezcla bien.

Agrega el pollo a la parrilla y el queso feta a la ensalada.

Sirve la ensalada fría o a temperatura ambiente.

Nutriente	Cantidad (aproximada)	%VDR(basado en 2000kcal/día)
Calorías	350	17.5%
Proteínas	30g	60%
Carbohidratos	40g	13.3%
Grasas saturadas	3g	15%
Grasas totales	10g	15.4%
Fibra	5g	20%
Azúcares	4g	8%
Sodio	300mg	13%

VDR para proteínas basado en 50 g/día.
VDR para carbohidratos basado en 300 g/día.
VDR para grasas totales basado en 65 g/día.
VDR para grasas saturadas basado en 20 g/día.
VDR para fibra basado en 25 g/día.
VDR para azúcares basado en 50 g/día.
VDR para sodio basado en 2300 mg/día.

TAZÓN DE BUDDHA CON TOFU Y VEGETALES ASADOS

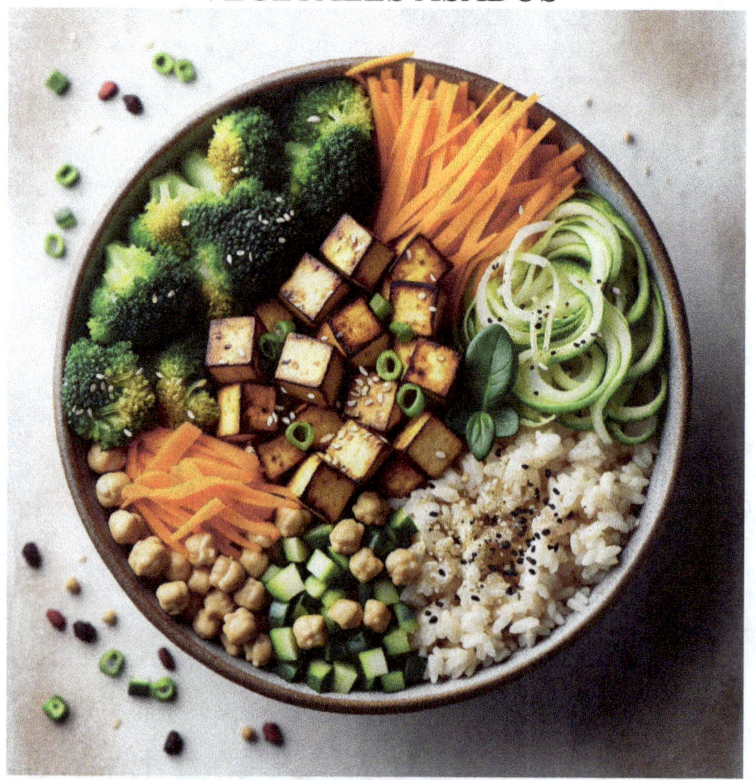

INGREDIENTES:

1 taza de tofu firme, cortado en cubos
1 taza de brócoli, en floretes
1 zanahoria grande, cortada en juliana
1/2 taza de garbanzos cocidos
1 taza de arroz integral cocido
1 cucharada de aceite de sésamo
1 cucharadita de ajo en polvo
1 cucharadita de jengibre rallado
2 cucharadas de salsa de soja baja en sodio

Sal y pimienta al gusto

INSTRUCCIONES:

Precalienta el horno a 200°C. En un bol, mezcla el tofu con el aceite de sésamo, ajo en polvo, jengibre y salsa de soja. Deja marinar durante 15 minutos.

Coloca el tofu y los vegetales en una bandeja para hornear. Sazona con sal y pimienta. Hornea durante 20-25 minutos, hasta que estén dorados y tiernos.

Sirve el tofu y los vegetales asados sobre una cama de arroz integral. Acompaña con garbanzos cocidos.

Nutriente	Cantidad (aproximada)	%VDR(basado en 2000kcal/día)
Calorías	400	20%
Proteínas	18g	36%
Carbohidratos	55g	18.3%
Grasas saturadas	1.5g	7.5%
Grasas totales	15.4g	15.4%
Fibra	8g	32%
Azúcares	6g	12%
Sodio	400mg	17%

VDR para proteínas basado en 50 g/día.
VDR para carbohidratos basado en 300 g/día.
VDR para grasas totales basado en 65 g/día.
VDR para grasas saturadas basado en 20 g/día.
VDR para fibra basado en 25 g/día.
VDR para azúcares basado en 50 g/día.
VDR para sodio basado en 2300 mg/día.

SALMÓN AL HORNO CON VERDURAS ASADAS

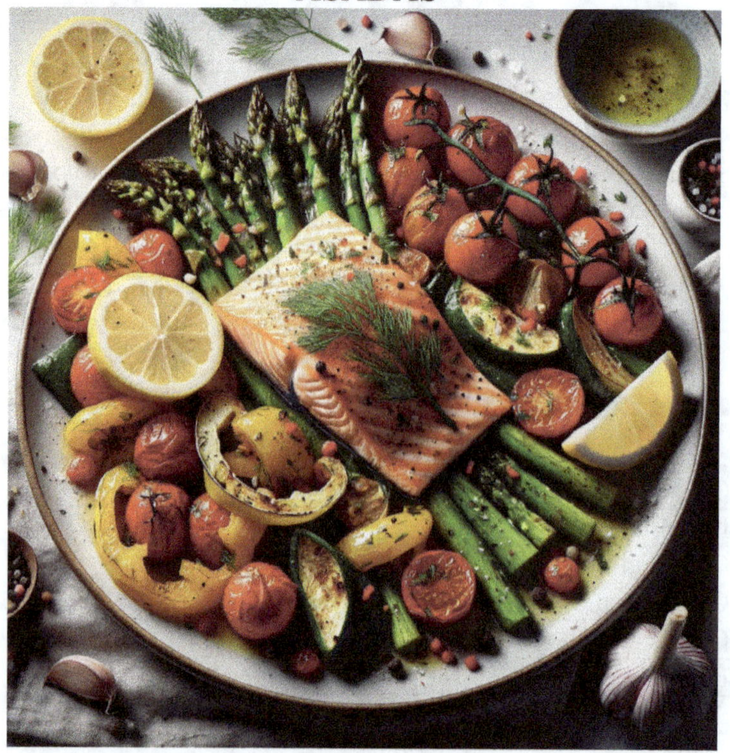

INGREDIENTES:

2 filetes de salmón (aproximadamente 150 g cada uno)
1 taza de espárragos frescos, cortados
1 taza de tomates cherry
1 pimiento rojo, cortado en tiras
2 cucharadas de aceite de oliva
1 limón, cortado en rodajas
1 diente de ajo, picado
Sal y pimienta al gusto
Eneldo fresco para decorar

INSTRUCCIONES:

Precalienta el horno a 200°C.

En una bandeja para hornear, coloca los filetes de salmón y rodea con los espárragos, tomates cherry y pimiento rojo.

Rocía todo con aceite de oliva y esparce el ajo picado. Sazona con sal y pimienta.

Coloca las rodajas de limón sobre los filetes de salmón.

Hornea durante 15-20 minutos o hasta que el salmón esté cocido y las verduras estén tiernas.

Sirve caliente, decorando con eneldo fresco.

Nutriente	Cantidad (aproximada)	%VDR(basado en 2000kcal/día)
Calorías	400	20%
Proteínas	18g	36%
Carbohidratos	55g	18.3%
Grasas saturadas	1.5g	7.5%
Grasas totales	15.4g	15.4%
Fibra	8g	32%
Azúcares	6g	12%
Sodio	400mg	17%

VDR para proteínas basado en 50 g/día.
VDR para carbohidratos basado en 300 g/día.
VDR para grasas totales basado en 65 g/día.
VDR para grasas saturadas basado en 20 g/día.
VDR para fibra basado en 25 g/día.
VDR para azúcares basado en 50 g/día.
VDR para sodio basado en 2300 mg/día.

FILETE DE BACALAO CON PURÉ DE CAMOTE Y ESPINACAS SALTEADAS

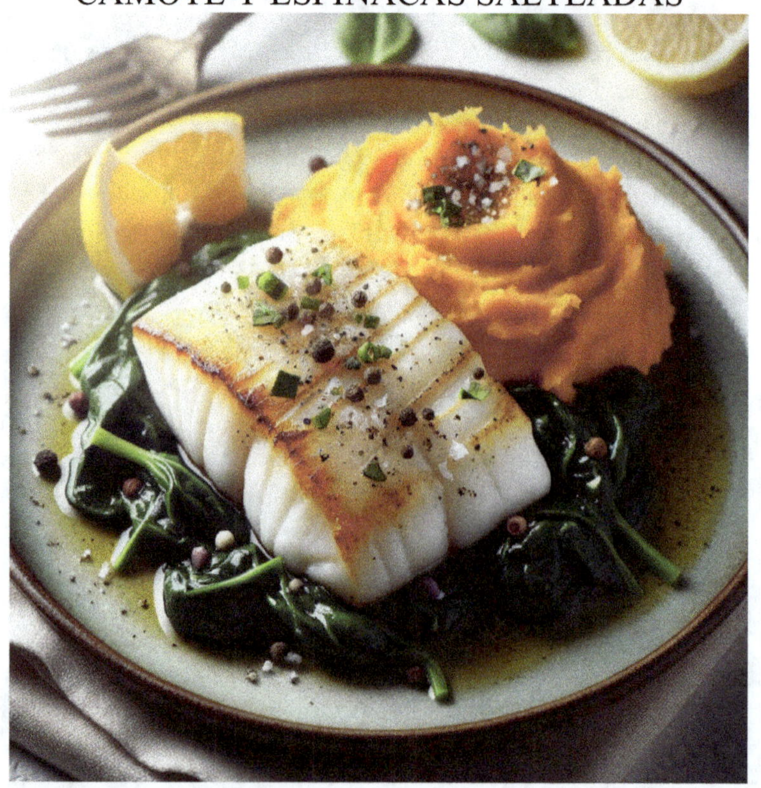

INGREDIENTES:

2 filetes de bacalao (aproximadamente 150 g cada uno)
2 camotes medianos, pelados y cortados en cubos
2 tazas de espinacas frescas
1 diente de ajo, picado
2 cucharadas de aceite de oliva
Sal y pimienta al gusto
Jugo de 1 limón

INSTRUCCIONES:

Cocina los camotes en agua hirviendo hasta que estén tiernos. Haz puré y sazona con sal y una cucharada de aceite de oliva.

En una sartén, calienta una cucharada de aceite de oliva y saltea el ajo y las espinacas hasta que estén tiernas. Sazona con sal y pimienta.

Asa los filetes de bacalao en una sartén a fuego medio-alto hasta que estén dorados y cocidos, aproximadamente 3-4 minutos por lado. Sazona con sal, pimienta y jugo de limón.

Sirve los filetes de bacalao sobre una cama de puré de camote y acompaña con espinacas salteadas.

Nutriente	Cantidad (aproximada)	%VDR(basado en 2000kcal/día)
Calorías	400	20%
Proteínas	30g	60%
Carbohidratos	35g	11.7%
Grasas saturadas	1.5g	7.5%
Grasas totales	10g	15.4%
Fibra	5g	20%
Azúcares	7g	14%
Sodio	150mg	6.5%

VDR para proteínas basado en 50 g/día.
VDR para carbohidratos basado en 300 g/día.
VDR para grasas totales basado en 65 g/día.
VDR para grasas saturadas basado en 20 g/día.
VDR para fibra basado en 25 g/día.
VDR para azúcares basado en 50 g/día.
VDR para sodio basado en 2300 mg/día.

LUBINA A LA PARRILLA CON ENSALADA DE QUINOA

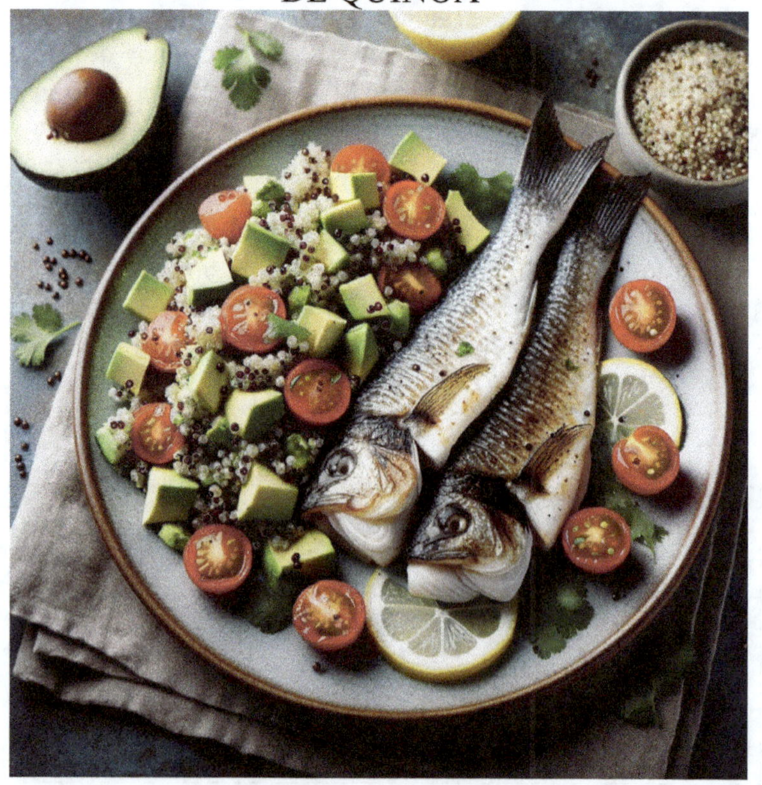

INGREDIENTES:

2 filetes de lubina (aproximadamente 150 g cada uno)
1 taza de quinoa cocida
1 aguacate, cortado en cubos
1/2 taza de tomates cherry, cortados a la mitad
1/4 taza de cilantro fresco, picado
2 cucharadas de jugo de limón
2 cucharadas de aceite de oliva
Sal y pimienta al gusto

INSTRUCCIONES:

Precalienta la parrilla a fuego medio-alto.

Sazona los filetes de lubina con sal, pimienta y un chorrito de aceite de oliva. Asa en la parrilla durante 3-4 minutos por cada lado.

En un bol, mezcla la quinoa cocida, el aguacate, los tomates cherry y el cilantro. Adereza con jugo de limón, aceite de oliva, sal y pimienta.

Sirve los filetes de lubina junto con la ensalada de quinoa.

Nutriente	Cantidad (aproximada)	%VDR(basado en 2000kcal/día)
Calorías	450	22.5%
Proteínas	28g	56%
Carbohidratos	40g	13.3%
Grasas saturadas	3g	15%
Grasas totales	18g	27.7%
Fibra	6g	24%
Azúcares	5g	10%
Sodio	200mg	8.7%

VDR para proteínas basado en 50 g/día.
VDR para carbohidratos basado en 300 g/día.
VDR para grasas totales basado en 65 g/día.
VDR para grasas saturadas basado en 20 g/día.
VDR para fibra basado en 25 g/día.
VDR para azúcares basado en 50 g/día.
VDR para sodio basado en 2300 mg/día.

TRUCHA AL HORNO CON VERDURAS AL VAPOR Y ARROZ INTEGRAL

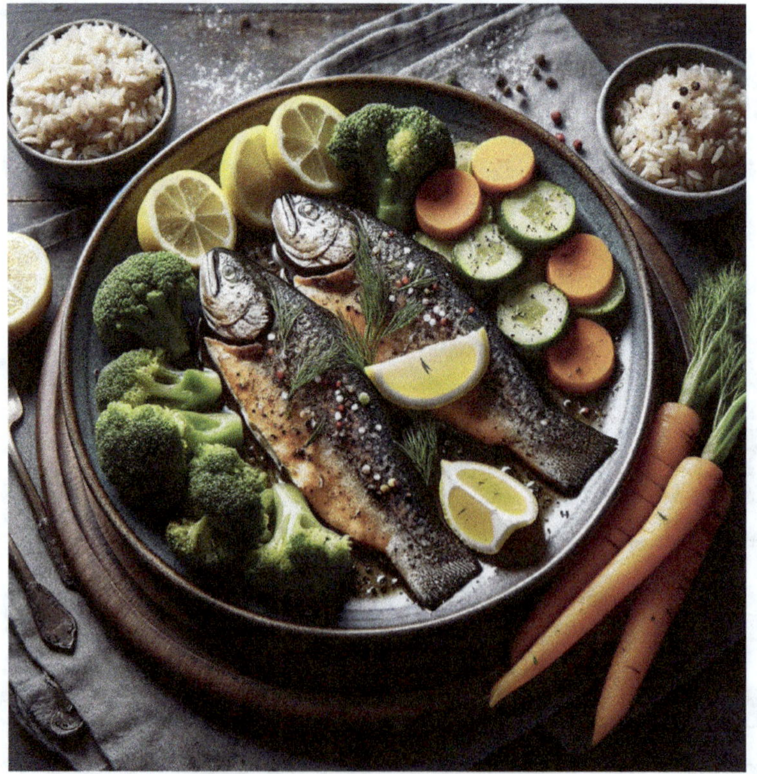

INGREDIENTES:

2 filetes de trucha (aproximadamente 150 g cada uno)
1 taza de arroz integral
1 zanahoria, cortada en rodajas
1 taza de brócoli, en floretes
1 cucharadita de aceite de oliva
1 limón, cortado en rodajas
Sal, pimienta y eneldo al gusto

INSTRUCCIONES:

Precalienta el horno a 180°C.

Coloca los filetes de trucha en una bandeja para hornear. Sazona con sal, pimienta y eneldo. Coloca rodajas de limón sobre los filetes y rocía con aceite de oliva.

Hornea durante 15-20 minutos, hasta que la trucha esté cocida.

Mientras tanto, cocina el arroz integral según las instrucciones del paquete.

Cuece al vapor las zanahorias y el brócoli hasta que estén tiernos.

Sirve los filetes de trucha con arroz integral y las verduras al vapor.

Nutriente	Cantidad (aproximada)	%VDR(basado en 2000kcal/día)
Calorías	400	20%
Proteínas	35g	70%
Carbohidratos	45g	15%
Grasas saturadas	2g	10%
Grasas totales	10g	15.4%
Fibra	4g	16%
Azúcares	3g	6%
Sodio	120mg	5%

VDR para proteínas basado en 50 g/día.
VDR para carbohidratos basado en 300 g/día.
VDR para grasas totales basado en 65 g/día.
VDR para grasas saturadas basado en 20 g/día.
VDR para fibra basado en 25 g/día.
VDR para azúcares basado en 50 g/día.
VDR para sodio basado en 2300 mg/día.

CAPÍTULO 5: SNACKS Y TENTEMPIÉS SALUDABLES

TOSTADAS DE AGUACATE Y SALMÓN AHUMADO

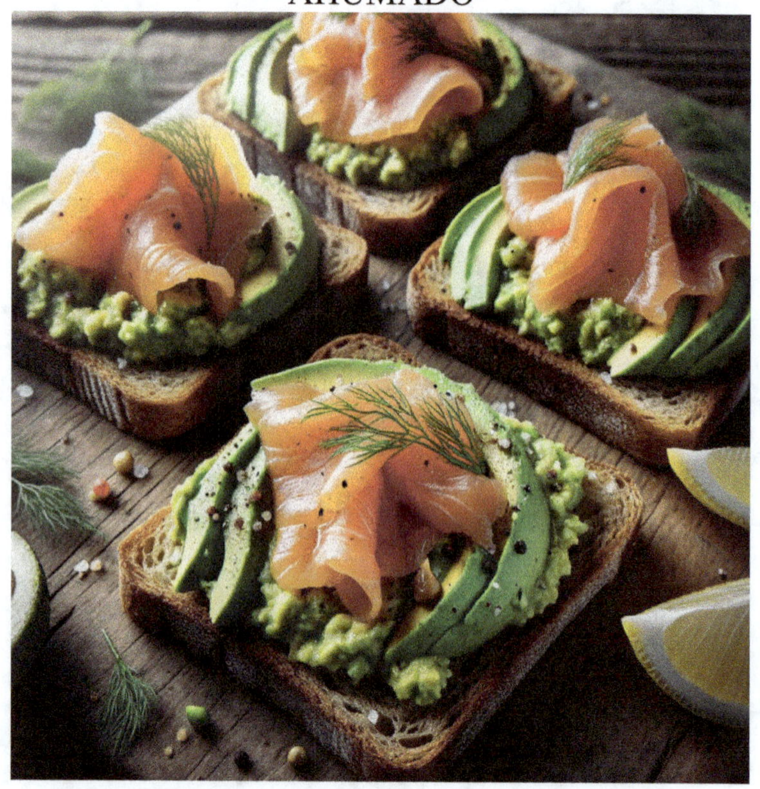

INGREDIENTES:

4 rebanadas de pan integral
1 aguacate maduro
100 g de salmón ahumado
1 cucharada de jugo de limón
Sal y pimienta al gusto
Eneldo fresco para decorar

INSTRUCCIONES:

Tuesta las rebanadas de pan integral hasta que estén crujientes.

Tritura el aguacate y mezcla con el jugo de limón, sal y pimienta.

Unta la mezcla de aguacate sobre las tostadas.

Coloca encima una capa de salmón ahumado.

Decora con eneldo fresco.

Tabla de Valor Nutricional con VDR (por porción - 1 tostada)

Nutriente	Cantidad (aproximada)	%VDR(basado en 2000kcal/día)
Calorías	200	10%
Proteínas	10g	20%
Carbohidratos	15g	5%
Grasas saturadas	2g	10%
Grasas totales	12g	18.5%
Fibra	3g	12%
Azúcares	2g	4%
Sodio	200mg	8.7%

VDR para proteínas basado en 50 g/día.
VDR para carbohidratos basado en 300 g/día.
VDR para grasas totales basado en 65 g/día.
VDR para grasas saturadas basado en 20 g/día.
VDR para fibra basado en 25 g/día.
VDR para azúcares basado en 50 g/día.
VDR para sodio basado en 2300 mg/día.

MINI TACOS DE PESCADO CON SALSA DE MANGO

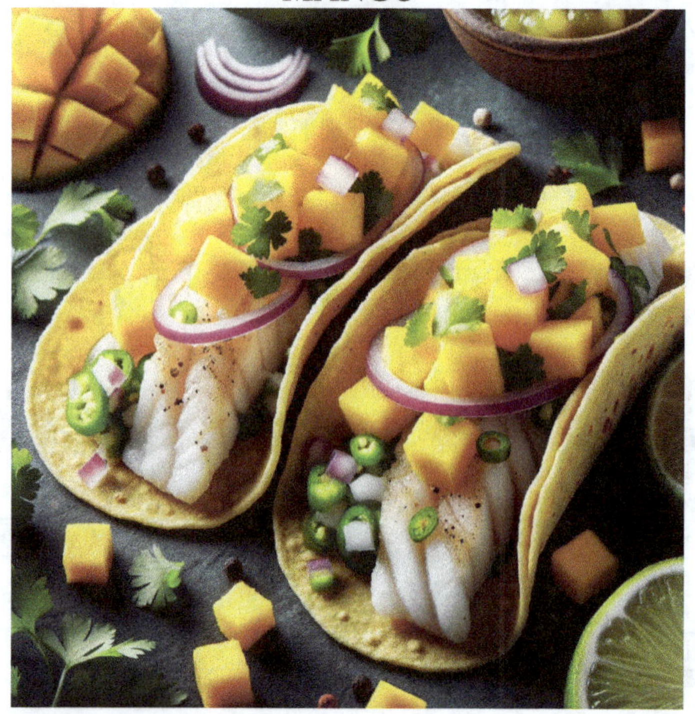

INGREDIENTES:

200 g de pescado blanco (como tilapia o bacalao), cortado en tiras pequeñas

8 mini tortillas de maíz

1 mango, pelado y cortado en cubos pequeños

1/2 cebolla roja, finamente picada

1 jalapeño, sin semillas y picado (opcional)

Jugo de 1 limón

1 cucharada de cilantro fresco, picado

Sal y pimienta al gusto

1 cucharadita de aceite de oliva

INSTRUCCIONES:

En un bol, mezcla el mango, la cebolla roja, el jalapeño, el jugo de limón y el cilantro. Sazona con sal y reserva como salsa.

Sazona las tiras de pescado con sal y pimienta.

Calienta el aceite de oliva en una sartén a fuego medio. Cocina el pescado hasta que esté dorado y cocido, aproximadamente 2-3 minutos por lado.

Calienta las mini tortillas y arma los tacos colocando el pescado y la salsa de mango encima.

Tabla de Valor Nutricional con VDR (por porción - 2 mini tacos)

Nutriente	Cantidad (aproximada)	%VDR(basado en 2000kcal/día)
Calorías	250	12.5%
Proteínas	15g	30%
Carbohidratos	25g	8.3%
Grasas saturadas	1.5g	10.8%
Grasas totales	7g	7.5%
Fibra	3g	12%
Azúcares	6g	12%
Sodio	150mg	6.5%

VDR para proteínas basado en 50 g/día.
VDR para carbohidratos basado en 300 g/día.
VDR para grasas totales basado en 65 g/día.
VDR para grasas saturadas basado en 20 g/día.
VDR para fibra basado en 25 g/día.
VDR para azúcares basado en 50 g/día.

VDR para sodio basado en 2300 mg/día.

ROLLITOS DE SALMÓN CON PEPINO Y QUESO CREMA

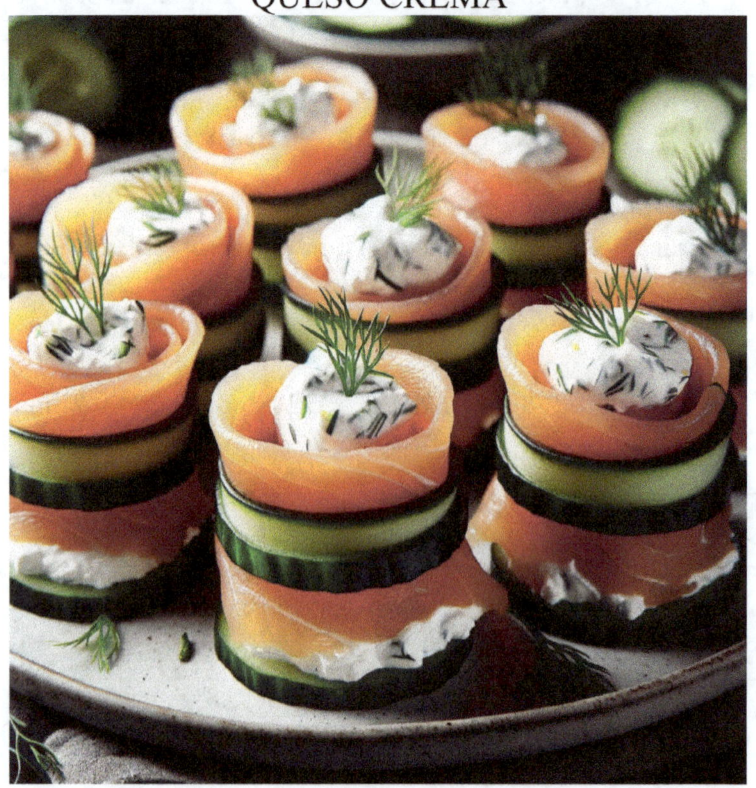

INGREDIENTES:

200 g de salmón ahumado en lonchas
1 pepino grande
100 g de queso crema bajo en grasa
1 cucharada de eneldo fresco picado
Jugo de 1/2 limón
Pimienta negra al gusto

INSTRUCCIONES:

Corta el pepino en largas tiras finas con un pelador de verduras.

Mezcla el queso crema con el eneldo y el jugo de limón. Añade pimienta al gusto.

Extiende las lonchas de salmón. Unta una capa delgada de la mezcla de queso crema sobre cada loncha.

Coloca una tira de pepino en un extremo de cada loncha de salmón y enrolla cuidadosamente.

Corta cada rollo en dos o tres piezas, según el tamaño deseado.

Tabla de Valor Nutricional con VDR (por porción - 2 rollitos)

Nutriente	Cantidad (aproximada)	%VDR(basado en 2000kcal/día)
Calorías	120	6%
Proteínas	8g	16%
Carbohidratos	3g	1%
Grasas saturadas	2.5g	12.5%
Grasas totales	7g	10.8%
Fibra	0.5g	2%
Azúcares	1.5g	3%
Sodio	180mg	7.8%

VDR para proteínas basado en 50 g/día.
VDR para carbohidratos basado en 300 g/día.
VDR para grasas totales basado en 65 g/día.
VDR para grasas saturadas basado en 20 g/día.
VDR para fibra basado en 25 g/día.
VDR para azúcares basado en 50 g/día.

VDR para sodio basado en 2300 mg/día.

CHIPS DE GARBANZO AL HORNO

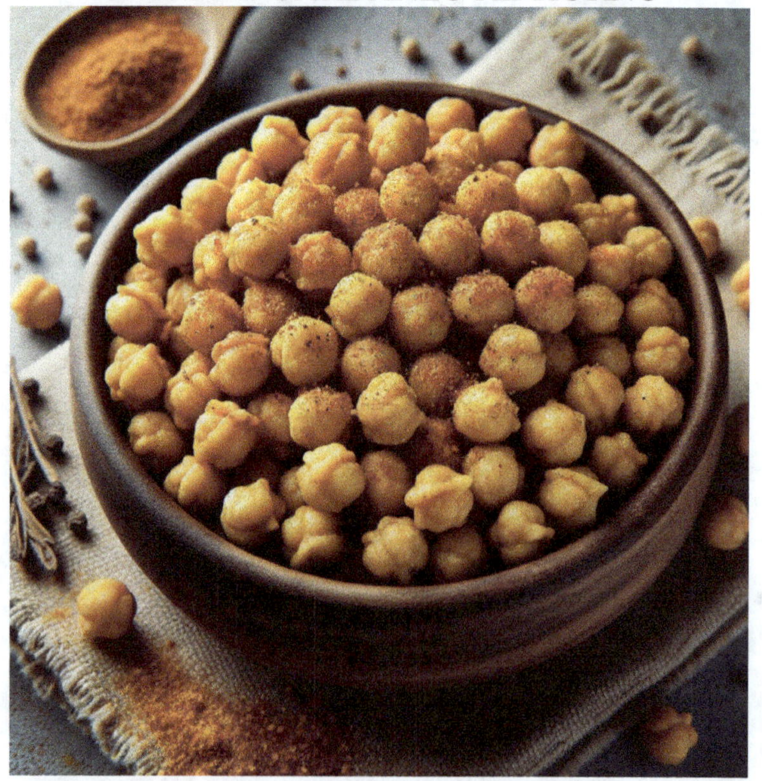

INGREDIENTES:

1 lata (400 g) de garbanzos, escurridos y enjuagados
1 cucharada de aceite de oliva
1/2 cucharadita de pimentón dulce
1/4 cucharadita de comino
Sal y pimienta al gusto

INSTRUCCIONES:

Precalienta el horno a 200°C.

Seca los garbanzos con toallas de papel.

En un bol, mezcla los garbanzos con aceite de oliva, pimentón, comino, sal y pimienta.

Extiende los garbanzos en una sola capa en una bandeja para hornear.

Hornea durante 20-25 minutos o hasta que estén crujientes.

Tabla de Valor Nutricional con VDR (por porción - aproximadamente 1/2 taza)

Nutriente	Cantidad (aproximada)	%VDR(basado en 2000kcal/día)
Calorías	120	6%
Proteínas	6g	12%
Carbohidratos	18g	6%
Grasas saturadas	0.5g	6.2%
Grasas totales	4g	10.8%
Fibra	5g	20%
Azúcares	3g	6%
Sodio	150mg	6.5%

VDR para proteínas basado en 50 g/día.
VDR para carbohidratos basado en 300 g/día.
VDR para grasas totales basado en 65 g/día.
VDR para grasas saturadas basado en 20 g/día.
VDR para fibra basado en 25 g/día.
VDR para azúcares basado en 50 g/día.

VDR para sodio basado en 2300 mg/día.

BOCADITOS DE MANZANA Y MANTEQUILLA DE ALMENDRA

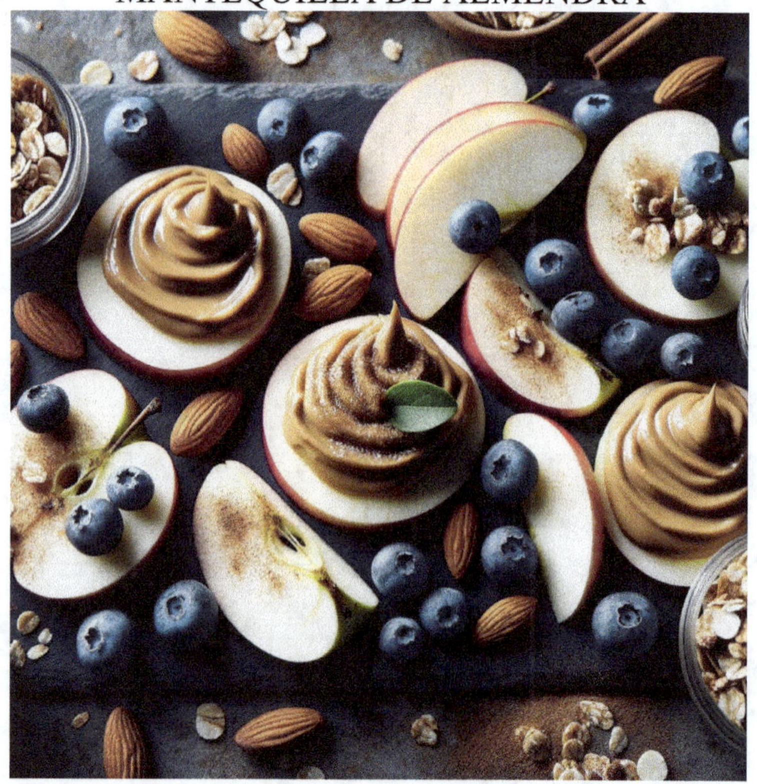

INGREDIENTES:

2 manzanas grandes, cortadas en rodajas finas
4 cucharadas de mantequilla de almendra
Un puñado de granola sin azúcar
Un puñado de arándanos secos o frescos
Una pizca de canela (opcional)

INSTRUCCIONES:

Corta las manzanas en rodajas finas.

Unta cada rodaja de manzana con una capa fina de mantequilla de almendra.

Espolvorea granola y arándanos sobre las rodajas de manzana.

Si lo deseas, añade una pizca de canela para dar sabor.

Tabla de Valor Nutricional con VDR (por porción - 1 rodaja de manzana)

Nutriente	Cantidad (aproximada)	%VDR(basado en 2000kcal/día)
Calorías	30	1.5%
Proteínas	0.5g	1%
Carbohidratos	4g	1.3%
Grasas saturadas	0g	0%
Grasas totales	1.5g	2.3%
Fibra	0.5g	2%
Azúcares	3g	6%
Sodio	0mg	0%

VDR para proteínas basado en 50 g/día.
VDR para carbohidratos basado en 300 g/día.
VDR para grasas totales basado en 65 g/día.
VDR para grasas saturadas basado en 20 g/día.
VDR para fibra basado en 25 g/día.
VDR para azúcares basado en 50 g/día.
VDR para sodio basado en 2300 mg/día.

BARRAS DE AVENA Y FRUTOS SECOS

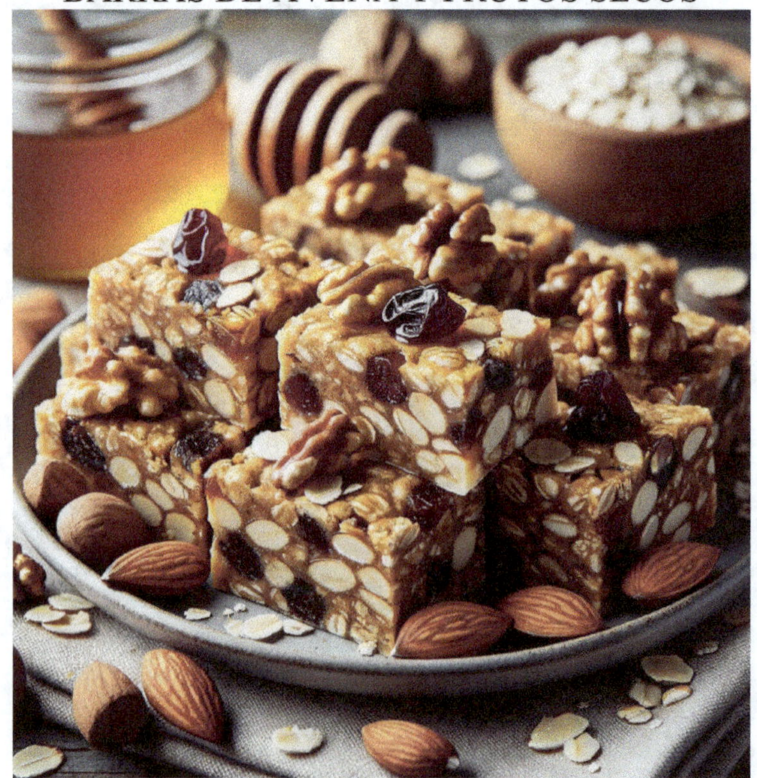

INGREDIENTES:

1 taza de avena en hojuelas
1/2 taza de almendras picadas
1/2 taza de nueces picadas
1/4 taza de miel
1/4 taza de mantequilla de maní
1/2 taza de arándanos secos
1 cucharadita de extracto de vainilla
Una pizca de sal

INSTRUCCIONES:

Precalienta el horno a 180°C.

Mezcla la avena, las almendras y las nueces en un bol.

En una olla pequeña, calienta la miel y la mantequilla de maní hasta que se mezclen bien. Añade el extracto de vainilla y la sal.

Vierte la mezcla líquida sobre los ingredientes secos y mezcla bien.

Añade los arándanos secos.

Extiende la mezcla en una bandeja para hornear forrada con papel pergamino y aplana hasta que tenga un grosor uniforme.

Hornea durante 15-20 minutos.

Deja enfriar completamente antes de cortar en barras.

Tabla de Valor Nutricional con VDR (por barra)

Nutriente	Cantidad (aproximada)	%VDR(basado en 2000kcal/día)
Calorías	150	7.5%
Proteínas	4g	8%
Carbohidratos	18g	6%
Grasas saturadas	1g	5%
Grasas totales	8g	12.3%
Fibra	3g	12%
Azúcares	10g	20%
Sodio	25mg	1%

VDR para proteínas basado en 50 g/día.
VDR para carbohidratos basado en 300 g/día.
VDR para grasas totales basado en 65 g/día.

VDR para grasas saturadas basado en 20 g/día.
VDR para fibra basado en 25 g/día.
VDR para azúcares basado en 50 g/día.
VDR para sodio basado en 2300 mg/día.

HUMMUS CASERO CON ZANAHORIAS Y APIO

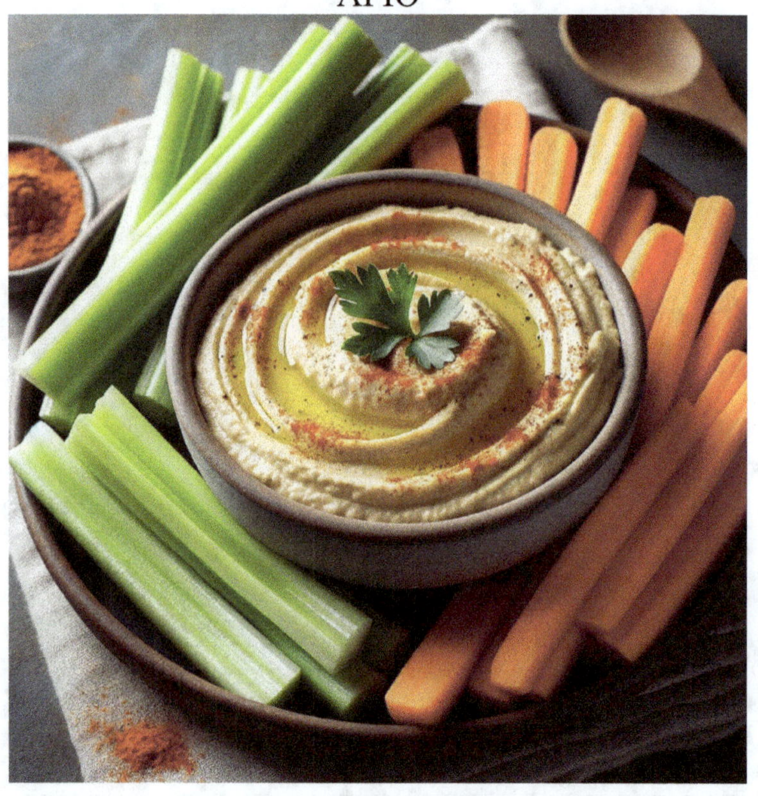

INGREDIENTES:

1 lata (400 g) de garbanzos, escurridos y enjuagados
2 dientes de ajo
2 cucharadas de tahini (pasta de sésamo)
Jugo de 1 limón
2 cucharadas de aceite de oliva

Sal y pimienta al gusto
1 cucharadita de pimentón dulce
Zanahorias y apio cortados en palitos para acompañar

INSTRUCCIONES:

En un procesador de alimentos, combina los garbanzos, el ajo, el tahini, el jugo de limón y el aceite de oliva. Procesa hasta obtener una mezcla suave.

Si es necesario, añade un poco de agua para ajustar la consistencia.

Sazona con sal, pimienta y pimentón dulce.

Sirve el hummus con palitos de zanahoria y apio.

Tabla de Valor Nutricional con VDR (por porción - 2 cucharadas de hummus)

Nutriente	Cantidad (aproximada)	%VDR(basado en 2000kcal/día)
Calorías	50	2.5%
Proteínas	2g	4%
Carbohidratos	4g	1.3%
Grasas saturadas	0.5g	4.6%
Grasas totales	1g	2.5%
Fibra	1g	4%
Azúcares	0g	0%
Sodio	120mg	5%

VDR para proteínas basado en 50 g/día.
VDR para carbohidratos basado en 300 g/día.
VDR para grasas totales basado en 65 g/día.
VDR para grasas saturadas basado en 20 g/día.
VDR para fibra basado en 25 g/día.
VDR para azúcares basado en 50 g/día.

VDR para sodio basado en 2300 mg/día.

YOGUR GRIEGO CON FRUTAS Y NUECES

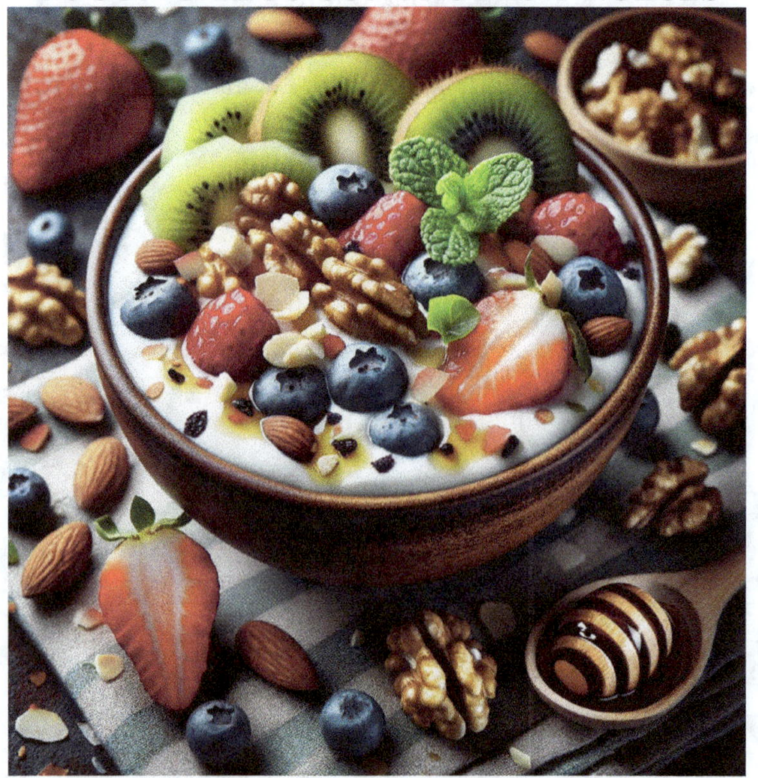

INGREDIENTES:

1 taza de yogur griego natural

1/2 taza de frutas mixtas frescas (como fresas, arándanos y kiwi), cortadas

1/4 taza de nueces mixtas (como almendras y nueces), picadas

1 cucharadita de miel (opcional)

INSTRUCCIONES:

Coloca el yogur griego en un bol.
Añade las frutas frescas cortadas encima del yogur.
Espolvorea las nueces mixtas sobre las frutas.
Si lo deseas, añade una cucharadita de miel para endulzar.

Tabla de Valor Nutricional con VDR (por porción - 1 taza de yogur con frutas y nueces)

Nutriente	Cantidad (aproximada)	%VDR(basado en 2000kcal/día)
Calorías	250	12.5%
Proteínas	15g	30%
Carbohidratos	20g	6.7%
Grasas saturadas	10g	15%
Grasas totales	3g	15.4%
Fibra	3g	12%
Azúcares	15g	30%
Sodio	60mg	2.6%

VDR para proteínas basado en 50 g/día.
VDR para carbohidratos basado en 300 g/día.
VDR para grasas totales basado en 65 g/día.
VDR para grasas saturadas basado en 20 g/día.
VDR para fibra basado en 25 g/día.
VDR para azúcares basado en 50 g/día.
VDR para sodio basado en 2300 mg/día.

BOLITAS DE ENERGÍA DE AVENA Y MANTEQUILLA DE MANÍ

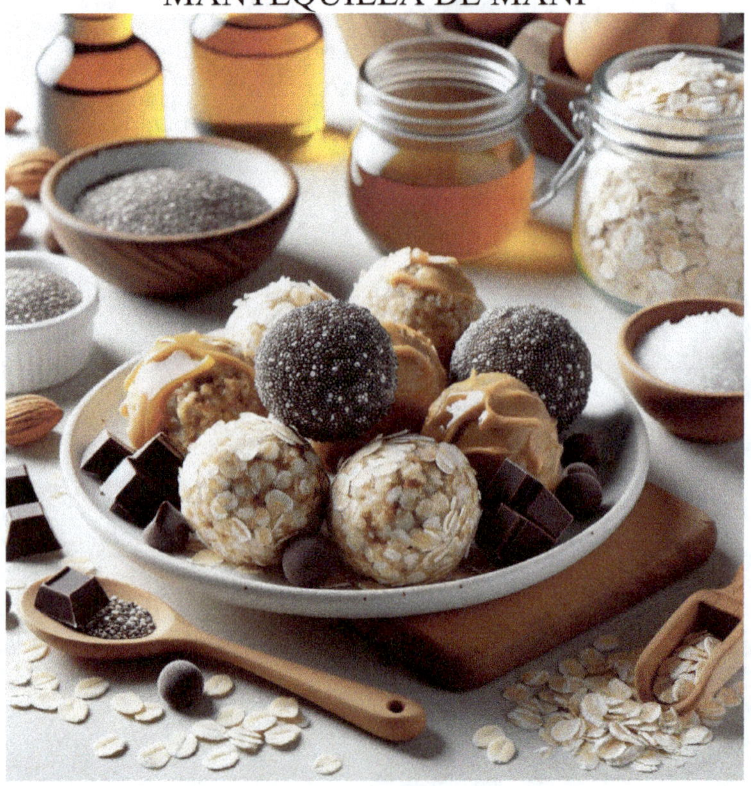

INGREDIENTES:

1 taza de avena en hojuelas
1/2 taza de mantequilla de maní natural
1/3 taza de miel pura
1/2 taza de chips de chocolate negro
1/2 taza de coco rallado sin azúcar
1/4 taza de semillas de chía

1 cucharadita de extracto de vainilla

INSTRUCCIONES:

En un tazón grande, mezcla la avena, mantequilla de maní y miel hasta obtener una mezcla homogénea.

Agrega los chips de chocolate, coco rallado, semillas de chía y extracto de vainilla. Mezcla bien.

Refrigera la mezcla durante 15-20 minutos para que sea más fácil de manejar.

Forma bolitas de tamaño uniforme con la mezcla.

Refrigera las bolitas durante al menos 1 hora antes de servir.

Nutriente	Cantidad (aproximada)	%VDR(basado en 2000kcal/día)
Calorías	150	7.5%
Proteínas	8g	8%
Carbohidratos	2g	10%
Grasas saturadas	2g	15%
Grasas totales	8g	6%
Fibra	3g	12%
Azúcares	10g	20%
Sodio	10mg	0.5%

VDR para proteínas basado en 50 g/día.
VDR para carbohidratos basado en 300 g/día.
VDR para grasas totales basado en 65 g/día.
VDR para grasas saturadas basado en 20 g/día.
VDR para fibra basado en 25 g/día.
VDR para azúcares basado en 50 g/día.
VDR para sodio basado en 2300 mg/día.

BARRITAS DE GRANOLA CASERAS

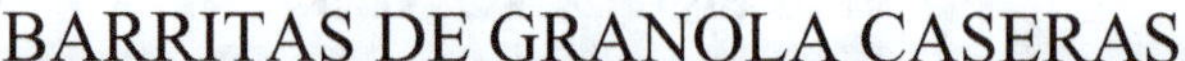

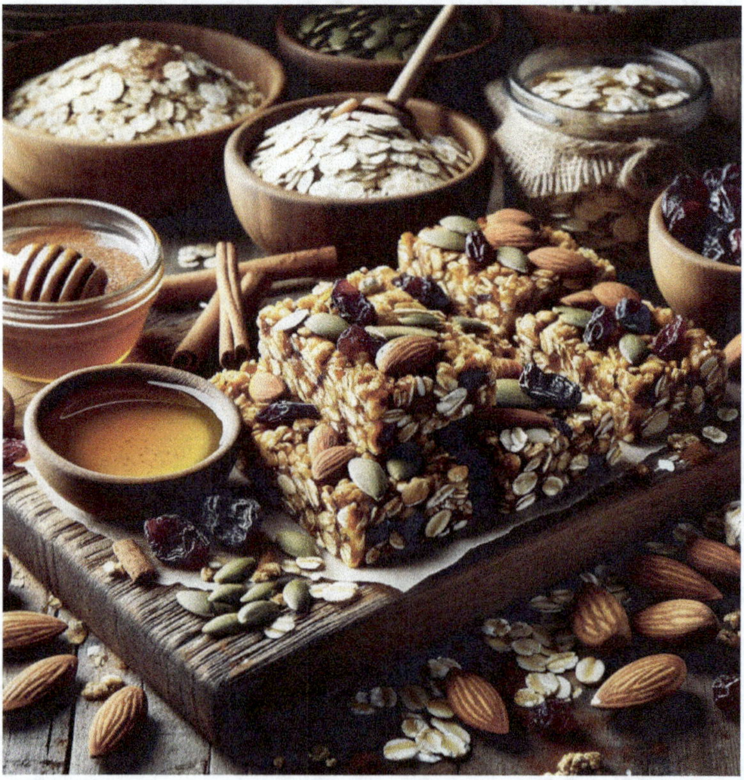

INGREDIENTES:

2 tazas de avena en hojuelas
1/2 taza de almendras picadas
1/4 taza de semillas de girasol
1/4 taza de semillas de calabaza
1/4 taza de miel
1/4 taza de aceite de coco derretido
1/2 taza de arándanos secos
1 cucharadita de canela en polvo

Una pizca de sal

INSTRUCCIONES:

Precalienta el horno a 180°C (350°F).

En un tazón grande, mezcla la avena, almendras, semillas de girasol, semillas de calabaza, canela y sal.

Añade la miel y el aceite de coco. Mezcla hasta que todos los ingredientes estén bien combinados.

Incorpora los arándanos secos.

Extiende la mezcla en una bandeja para hornear forrada con papel pergamino, presionando firmemente.

Hornea durante 20-25 minutos o hasta que estén doradas.

Deja enfriar completamente antes de cortar en barritas.

Nutriente	Cantidad (aproximada)	%VDR(basado en 2000kcal/día)
Calorías	200	10%
Proteínas	5g	10%
Carbohidratos	28g	9%
Grasas saturadas	4g	20%
Grasas totales	9g	12%
Fibra	4g	16%
Azúcares	12g	20%
Sodio	20mg	1%

VDR para proteínas basado en 50 g/día.
VDR para carbohidratos basado en 300 g/día.
VDR para grasas totales basado en 65 g/día.
VDR para grasas saturadas basado en 20 g/día.
VDR para fibra basado en 25 g/día.
VDR para azúcares basado en 50 g/día.
VDR para sodio basado en 2300 mg/día.

CAPÍTULO 6: POSTRES Y DULCES SALUDABLES

RECETA: MOUSSE DE AGUACATE Y CACAO

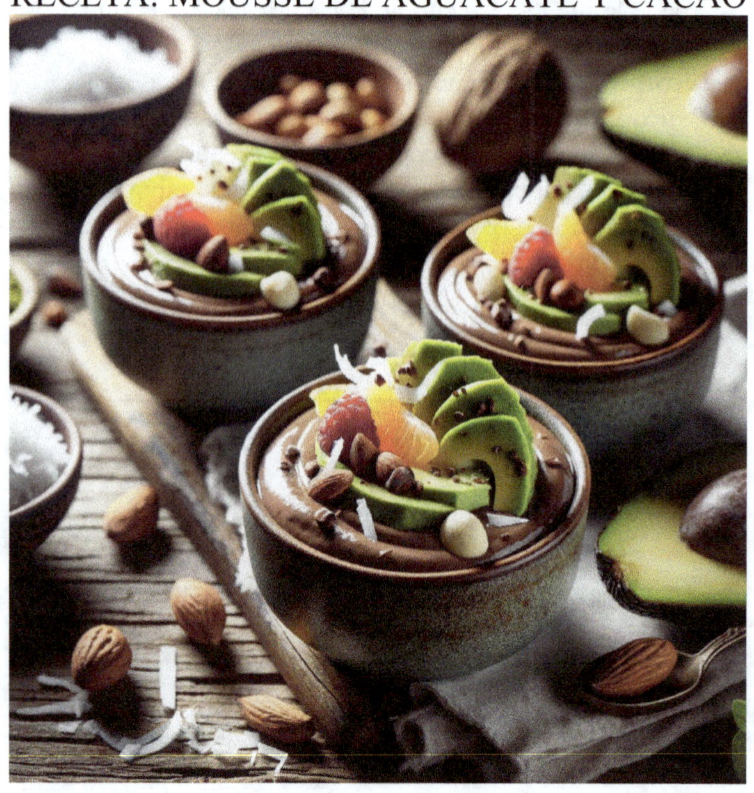

INGREDIENTES:

2 aguacates maduros

1/4 de taza de cacao en polvo sin azúcar

1/4 de taza de leche de almendras sin azúcar

2-3 cucharadas de miel o jarabe de agave (ajustar según preferencia)

1 cucharadita de extracto de vainilla
Una pizca de sal

INSTRUCCIONES:

Corta los aguacates por la mitad, retira el hueso y saca la pulpa.

Coloca la pulpa del aguacate, cacao en polvo, leche de almendras, miel o agave, extracto de vainilla y una pizca de sal en una licuadora o procesador de alimentos.

Mezcla hasta obtener una textura suave y homogénea.

Prueba y ajusta la dulzura si es necesario.

Divide la mezcla en tazas o cuencos pequeños.

Refrigera durante al menos 1 hora antes de servir.

Puedes decorar con frutas frescas, coco rallado o nueces antes de servir.

Nutriente	Cantidad (aproximada)	%VDR(basado en 2000kcal/día)
Calorías	160	8%
Proteínas	2g	4%
Carbohidratos	15g	5%
Grasas saturadas	2g	10%
Grasas totales	15g	5%
Fibra	7g	28%
Azúcares	5g	10%
Sodio	10mg	0.4%

VDR para proteínas basado en 50 g/día.
VDR para carbohidratos basado en 300 g/día.
VDR para grasas totales basado en 65 g/día.
VDR para grasas saturadas basado en 20 g/día.
VDR para fibra basado en 25 g/día.
VDR para azúcares basado en 50 g/día.
VDR para sodio basado en 2300 mg/día.

BROWNIES DE BATATA Y NUECES

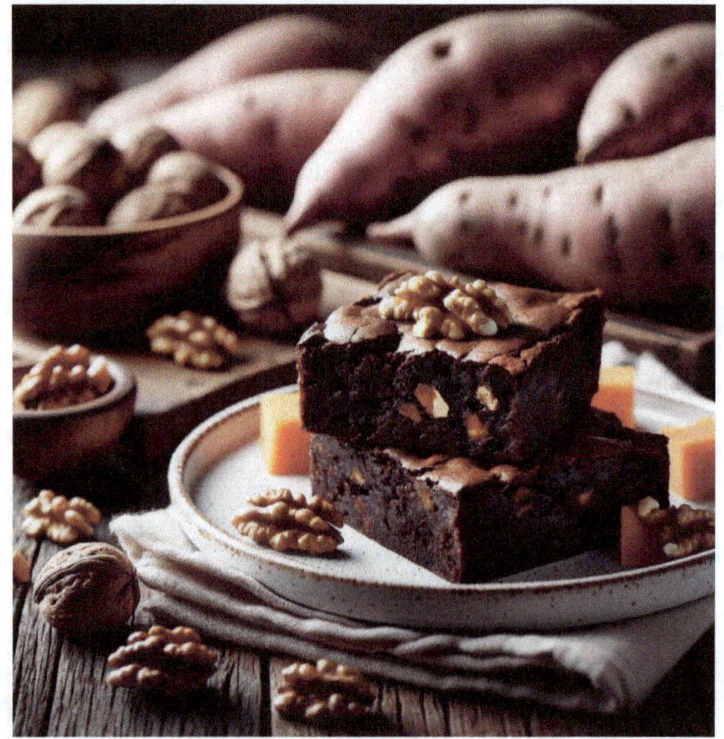

INGREDIENTES:

2 batatas medianas (aproximadamente 2 tazas una vez cocidas y trituradas)

3 huevos

1/2 taza de aceite de oliva virgen extra

1/2 taza de harina de almendra

1/2 taza de cacao en polvo sin azúcar

1/4 taza de miel o jarabe de arce puro

1 cucharadita de extracto de vainilla

1/2 cucharadita de polvo de hornear

1/2 cucharadita de canela
Una pizca de sal
1/2 taza de nueces picadas

INSTRUCCIONES:

Precalienta el horno a 180°C (350°F) y engrasa un molde para hornear.

Cocina las batatas hasta que estén suaves, pela y tritura hasta formar un puré.

En un tazón grande, mezcla el puré de batata, huevos, aceite de oliva y extracto de vainilla.

Añade la harina de almendra, cacao en polvo, miel, polvo de hornear, canela y sal. Mezcla bien.

Incorpora las nueces picadas.

Vierte la mezcla en el molde y hornea durante 25-30 minutos o hasta que un palillo salga limpio.

Deja enfriar antes de cortar en cuadrados.

Nutriente	Cantidad (aproximada)	%VDR(basado en 2000kcal/día)
Calorías	180	9%
Proteínas	4g	14%
Carbohidratos	16g	5%
Grasas saturadas	1.5g	7.5%
Grasas totales	16g	5%
Fibra	3g	12%
Azúcares	8g	12%
Sodio	65mg	3%

VDR para proteínas basado en 50 g/día.
VDR para carbohidratos basado en 300 g/día.
VDR para grasas totales basado en 65 g/día.
VDR para grasas saturadas basado en 20 g/día.

VDR para fibra basado en 25 g/día.
VDR para azúcares basado en 50 g/día.
VDR para sodio basado en 2300 mg/día.

TAZAS DE YOGUR GRIEGO CON FRUTAS Y NUECES

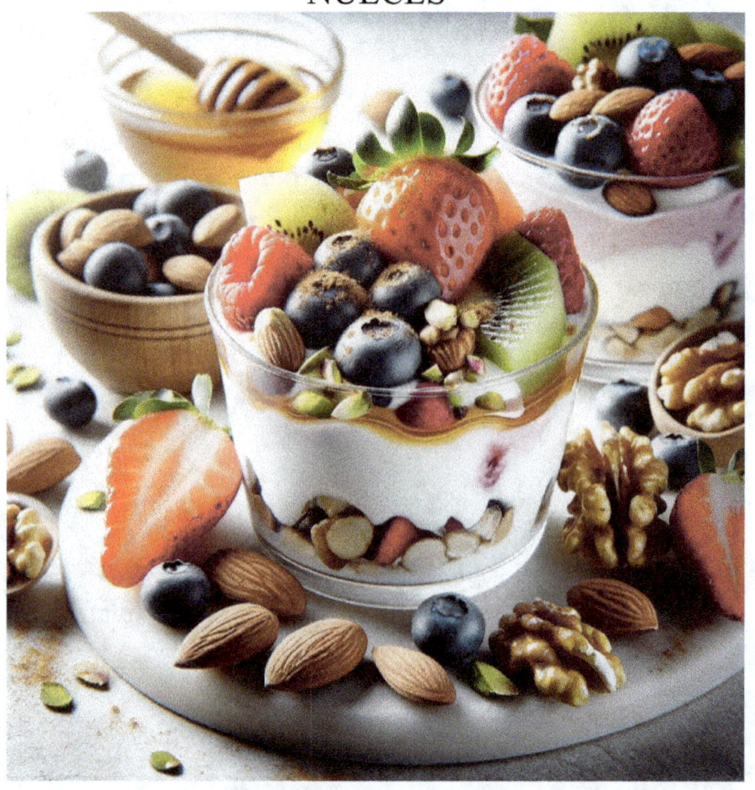

INGREDIENTES:

2 tazas de yogur griego natural sin azúcar

1 taza de frutas mixtas frescas (como fresas, arándanos, kiwi)

1/4 de taza de nueces mixtas (como almendras, nueces, pistachos), picadas

2 cucharadas de miel o jarabe de arce puro

1/2 cucharadita de canela en polvo

INSTRUCCIONES:

Reparte el yogur griego en cuatro tazas o boles pequeños.

Corta las frutas en trozos pequeños y repártelas sobre el yogur.

Espolvorea las nueces picadas sobre las frutas.

Rocía cada taza con un poco de miel o jarabe de arce.

Finaliza con una pizca de canela en polvo sobre cada taza.

Sirve inmediatamente o refrigera hasta el momento de servir.

Nutriente	Cantidad (aproximada)	%VDR(basado en 2000kcal/día)
Calorías	120	6%
Proteínas	6g	12%
Carbohidratos	15g	5%
Grasas saturadas	0.5g	2.5%
Grasas totales	4g	5%
Fibra	2g	8%
Azúcares	12g	17%
Sodio	30mg	1%

VDR para proteínas basado en 50 g/día.
VDR para carbohidratos basado en 300 g/día.
VDR para grasas totales basado en 65 g/día.
VDR para grasas saturadas basado en 20 g/día.
VDR para fibra basado en 25 g/día.
VDR para azúcares basado en 50 g/día.
VDR para sodio basado en 2300 mg/día.

PARFAIT DE CHÍA Y FRUTAS

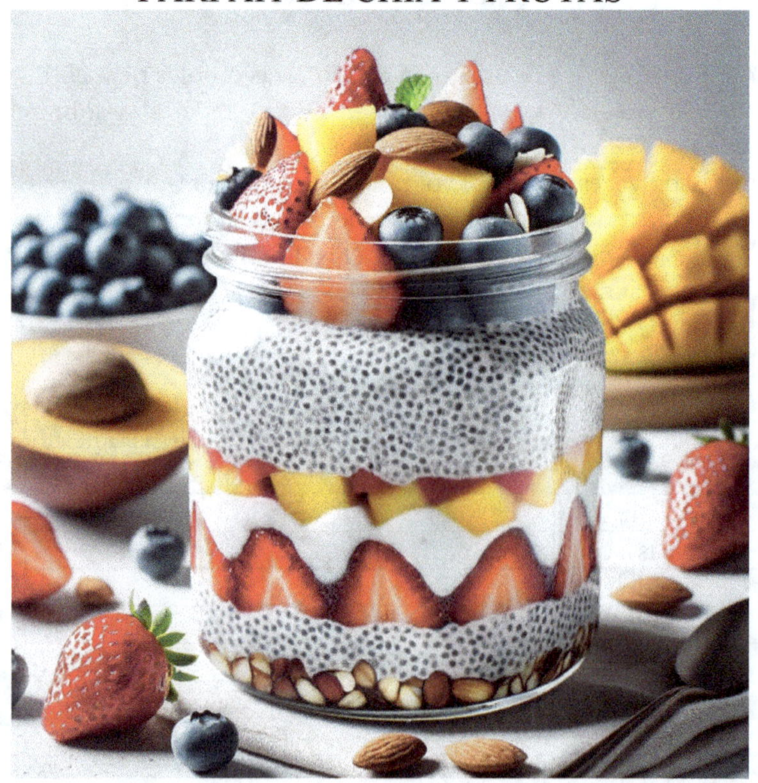

INGREDIENTES:

1 taza de leche de almendras sin azúcar
1/4 taza de semillas de chía
1 cucharada de miel o jarabe de agave (opcional)
1/2 cucharadita de extracto de vainilla
Frutas frescas cortadas (fresas, arándanos, mango)
Nueces o almendras picadas (para decorar)

INSTRUCCIONES:

En un tazón, mezcla la leche de almendras, semillas de chía, miel o agave (si se usa) y extracto de vainilla.

Deja reposar la mezcla durante al menos 30 minutos o toda la noche en el refrigerador para que las semillas de chía se hinchen y la mezcla se espese.

Para armar los parfaits, coloca una capa de la mezcla de chía en el fondo de un vaso o jarra.

Añade una capa de frutas frescas cortadas.

Repite las capas hasta llenar el vaso o jarra.

Decora con nueces o almendras picadas.

Nutriente	Cantidad (aproximada)	%VDR(basado en 2000kcal/día)
Calorías	200	10%
Proteínas	6g	12%
Carbohidratos	24g	8%
Grasas saturadas	1g	5%
Grasas totales	24g	8%
Fibra	10g	40%
Azúcares	12g	17%
Sodio	160mg	7%

VDR para proteínas basado en 50 g/día.
VDR para carbohidratos basado en 300 g/día.
VDR para grasas totales basado en 65 g/día.
VDR para grasas saturadas basado en 20 g/día.
VDR para fibra basado en 25 g/día.
VDR para azúcares basado en 50 g/día.

VDR para sodio basado en 2300 mg/día.

TRUFAS DE DÁTILES Y NUEZ

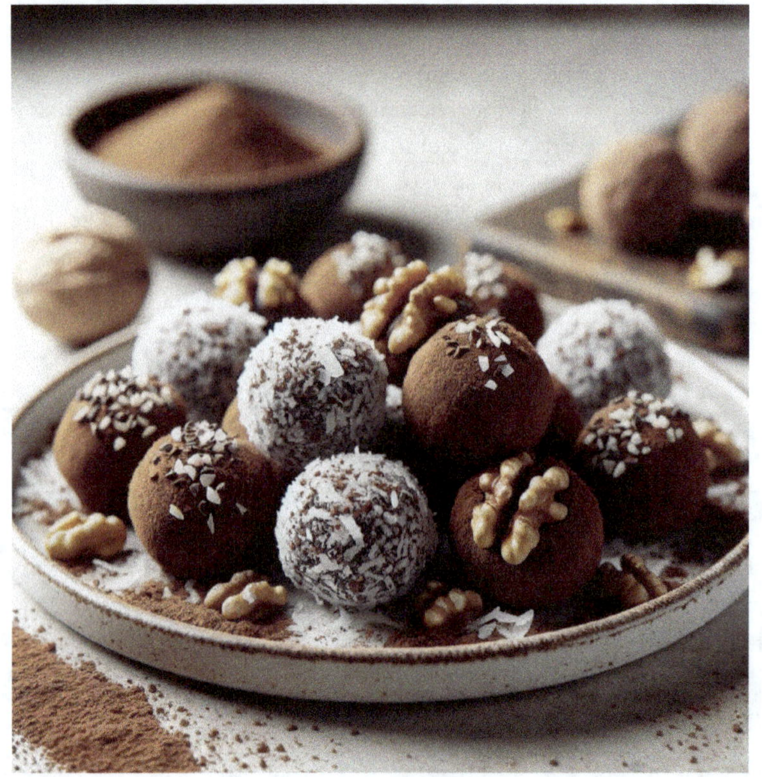

INGREDIENTES:

1 taza de dátiles deshuesados
1/2 taza de nueces
1/4 taza de cacao en polvo sin azúcar
1 cucharadita de extracto de vainilla
Una pizca de sal
Cacao en polvo adicional, coco rallado o semillas de sésamo para rodar las trufas

INSTRUCCIONES:

Remoja los dátiles en agua caliente durante 10 minutos para ablandarlos. Escúrrelos bien.

En un procesador de alimentos, mezcla los dátiles, nueces, cacao en polvo, extracto de vainilla y una pizca de sal hasta obtener una masa pegajosa.

Con las manos, forma pequeñas bolas con la mezcla.

Roda las trufas en cacao en polvo adicional, coco rallado o semillas de sésamo.

Colócalas en el refrigerador durante al menos una hora antes de servir.

Nutriente	Cantidad (aproximada)	%VDR(basado en 2000kcal/día)
Calorías	200	10%
Proteínas	6g	12%
Carbohidratos	24g	8%
Grasas saturadas	1g	5%
Grasas totales	24g	8%
Fibra	10g	40%
Azúcares	12g	17%
Sodio	160mg	7%

VDR para proteínas basado en 50 g/día.
VDR para carbohidratos basado en 300 g/día.
VDR para grasas totales basado en 65 g/día.
VDR para grasas saturadas basado en 20 g/día.
VDR para fibra basado en 25 g/día.
VDR para azúcares basado en 50 g/día.
VDR para sodio basado en 2300 mg/día.

PUDÍN DE CHÍA Y MANGO

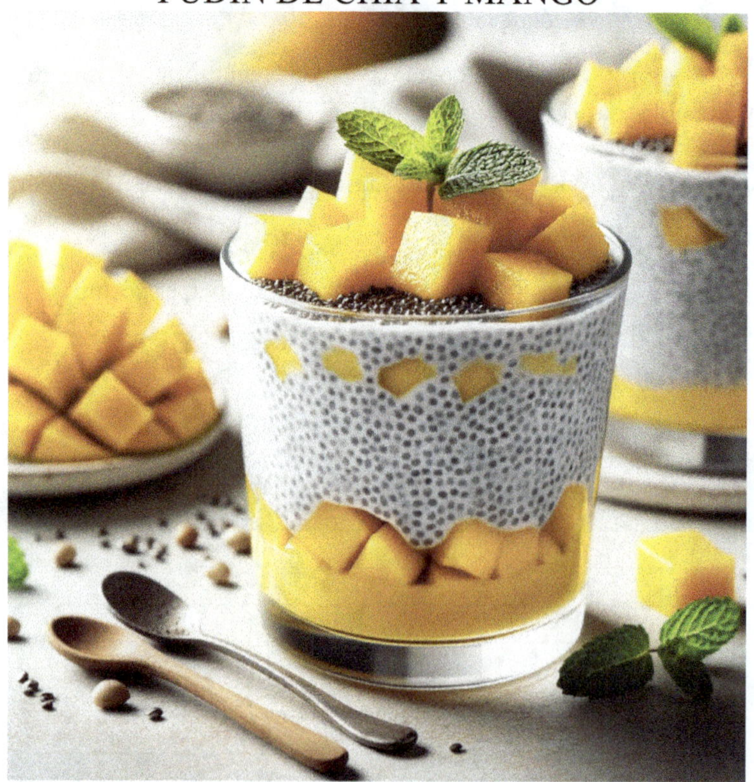

INGREDIENTES:

1/4 taza de semillas de chía
1 taza de leche de coco sin azúcar
1 mango maduro, pelado y cortado en cubos
1 cucharada de miel o jarabe de arce (opcional)
1/2 cucharadita de extracto de vainilla
Unas hojas de menta fresca para decorar

INSTRUCCIONES:

En un tazón, mezcla las semillas de chía con la leche de coco, miel o jarabe de arce (si se usa), y el extracto de vainilla. Revuelve bien.

Deja reposar la mezcla en el refrigerador durante al menos 2 horas o toda la noche, hasta que las semillas de chía hayan absorbido la leche y el pudín tenga una consistencia espesa.

En vasos de servir, coloca una capa de pudín de chía, seguido de una capa de mango en cubos.

Repite las capas hasta llenar los vasos.

Decora con hojas de menta fresca.

Nutriente	Cantidad (aproximada)	%VDR(basado en 2000kcal/día)
Calorías	180	90%
Proteínas	3g	10%
Carbohidratos	24g	8%
Grasas saturadas	5g	25%
Grasas totales	24g	8%
Fibra	6g	24%
Azúcares	15g	21%
Sodio	15mg	1%

VDR para proteínas basado en 50 g/día.
VDR para carbohidratos basado en 300 g/día.
VDR para grasas totales basado en 65 g/día.
VDR para grasas saturadas basado en 20 g/día.
VDR para fibra basado en 25 g/día.
VDR para azúcares basado en 50 g/día.
VDR para sodio basado en 2300 mg/día.

PASTEL DE ZANAHORIA Y ALMENDRAS

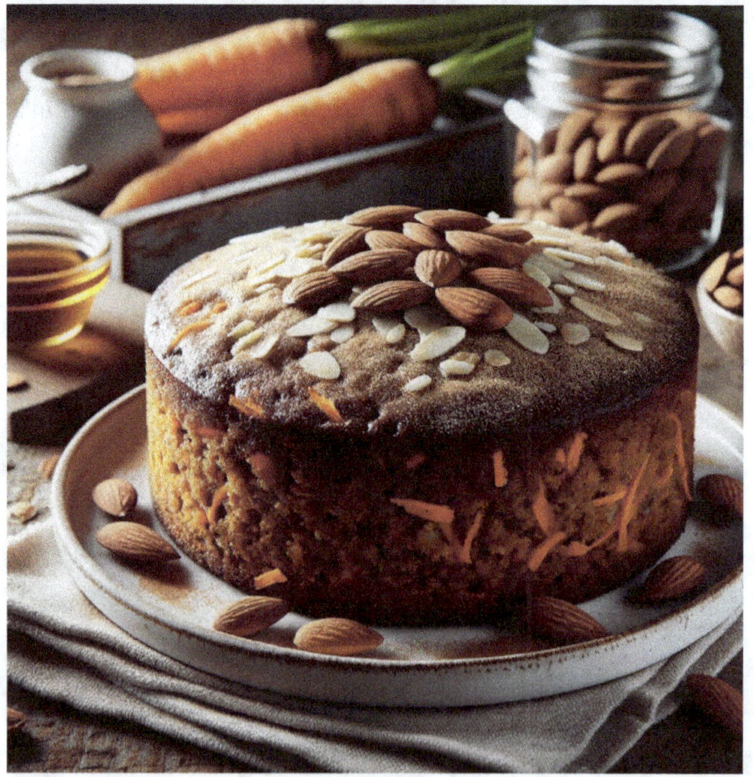

INGREDIENTES:

2 tazas de harina de almendras
1/2 taza de puré de manzana sin azúcar
1/4 taza de aceite de coco, derretido
1/4 taza de sirope de arce puro o miel
2 huevos grandes
1 taza de zanahoria rallada
1/2 taza de nueces picadas
2 cucharaditas de canela en polvo
1 cucharadita de polvo para hornear
1/2 cucharadita de bicarbonato de sodio
Una pizca de sal

INSTRUCCIONES:

Precalienta el horno a 180°C (350°F) y engrasa un molde para pastel.

En un tazón grande, mezcla la harina de almendras, puré de manzana, aceite de coco, sirope de arce o miel, y huevos.

Añade la zanahoria rallada, nueces, canela, polvo para hornear, bicarbonato de sodio y sal. Mezcla bien.

Vierte la mezcla en el molde preparado y hornea durante 25-30 minutos o hasta que un palillo insertado en el centro salga limpio.

Deja enfriar antes de servir.

Nutriente	Cantidad (aproximada)	%VDR(basado en 2000kcal/día)
Calorías	220	11%
Proteínas	6g	12%
Carbohidratos	18g	6%
Grasas saturadas	5g	25%
Grasas totales	15g	19%
Fibra	3g	12%
Azúcares	12g	17%
Sodio	115mg	5%

VDR para proteínas basado en 50 g/día.
VDR para carbohidratos basado en 300 g/día.
VDR para grasas totales basado en 65 g/día.
VDR para grasas saturadas basado en 20 g/día.
VDR para fibra basado en 25 g/día.
VDR para azúcares basado en 50 g/día.
VDR para sodio basado en 2300 mg/día.

COPAS DE YOGUR Y BAYAS CON GRANOLA

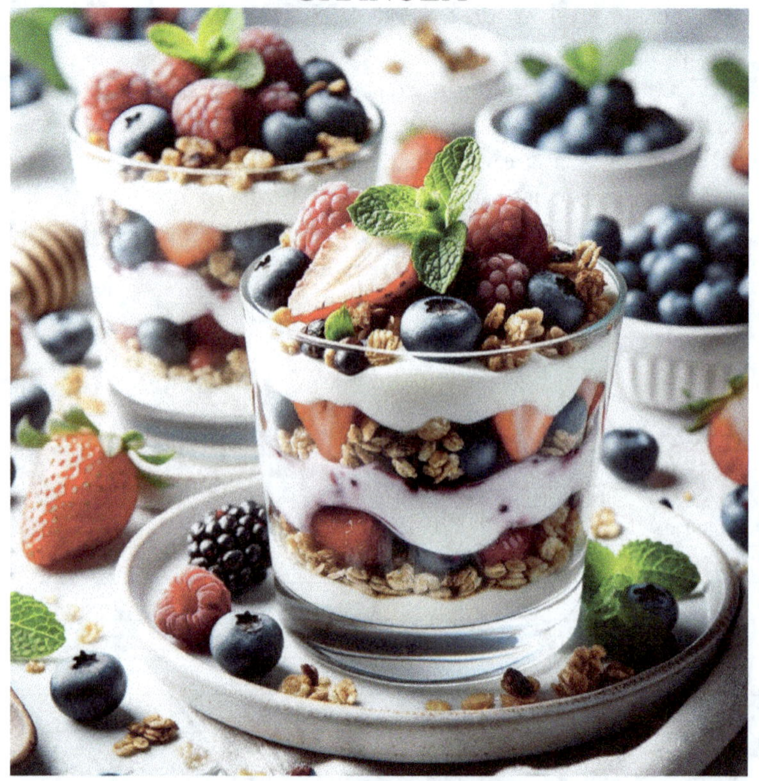

INGREDIENTES:

2 tazas de yogur griego natural sin azúcar
1 taza de bayas mixtas (fresas, arándanos, frambuesas)
1/2 taza de granola casera sin azúcar
2 cucharadas de miel o jarabe de arce (opcional)
Unas hojas de menta para decorar

INSTRUCCIONES:

En vasos o copas, coloca una capa de yogur griego.
Añade una capa de bayas mixtas.
Agrega una capa de granola.
Si lo deseas, rocía un poco de miel o jarabe de arce sobre la granola.
Repite las capas hasta llenar las copas.
Decora con hojas de menta.

Nutriente	Cantidad (aproximada)	%VDR(basado en 2000kcal/día)
Calorías	150	7.5%
Proteínas	8g	16%
Carbohidratos	22g	7%
Grasas saturadas	1g	5%
Grasas totales	22g	7%
Fibra	2g	8%
Azúcares	15g	17%
Sodio	45mg	2%

VDR para proteínas basado en 50 g/día.
VDR para carbohidratos basado en 300 g/día.
VDR para grasas totales basado en 65 g/día.
VDR para grasas saturadas basado en 20 g/día.
VDR para fibra basado en 25 g/día.
VDR para azúcares basado en 50 g/día.
VDR para sodio basado en 2300 mg/día.

MUFFINS DE PLÁTANO Y AVENA

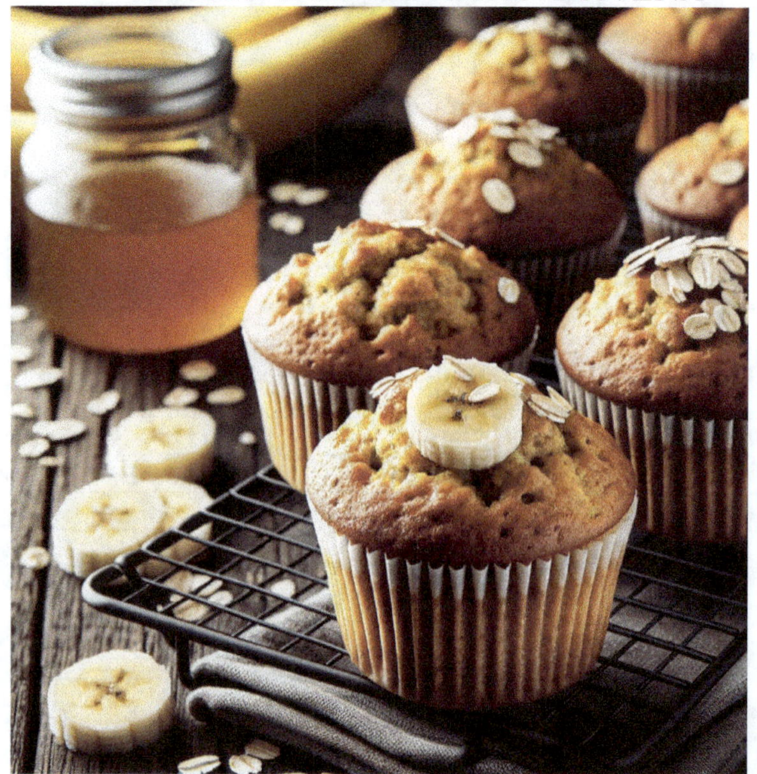

INGREDIENTES:

2 plátanos maduros grandes
2 tazas de avena en hojuelas
1/2 taza de leche de almendras sin azúcar
2 huevos
1/4 taza de miel o jarabe de arce puro
1 cucharadita de extracto de vainilla
1 cucharadita de polvo para hornear
1/2 cucharadita de bicarbonato de sodio
Una pizca de sal
1/2 taza de nueces picadas (opcional)

INSTRUCCIONES:

Precalienta el horno a 180°C (350°F) y prepara un molde para muffins con forros de papel.

Tritura los plátanos en un tazón grande.

Añade la avena, leche de almendras, huevos, miel, vainilla, polvo para hornear, bicarbonato de sodio y sal. Mezcla bien.

Si lo deseas, incorpora las nueces picadas.

Divide la mezcla en los forros de muffin y hornea durante 20-25 minutos o hasta que estén dorados.

Deja enfriar antes de servir.

Nutriente	Cantidad (aproximada)	%VDR(basado en 2000kcal/día)
Calorías	150	7.5%
Proteínas	3g	4%
Carbohidratos	27g	9%
Grasas saturadas	0.5g	2.5%
Grasas totales	27g	9%
Fibra	3g	12%
Azúcares	10g	14%
Sodio	105mg	4.5%

VDR para proteínas basado en 50 g/día.
VDR para carbohidratos basado en 300 g/día.
VDR para grasas totales basado en 65 g/día.
VDR para grasas saturadas basado en 20 g/día.
VDR para fibra basado en 25 g/día.
VDR para azúcares basado en 50 g/día.
VDR para sodio basado en 2300 mg/día.

HELADO DE AGUACATE Y CACAO

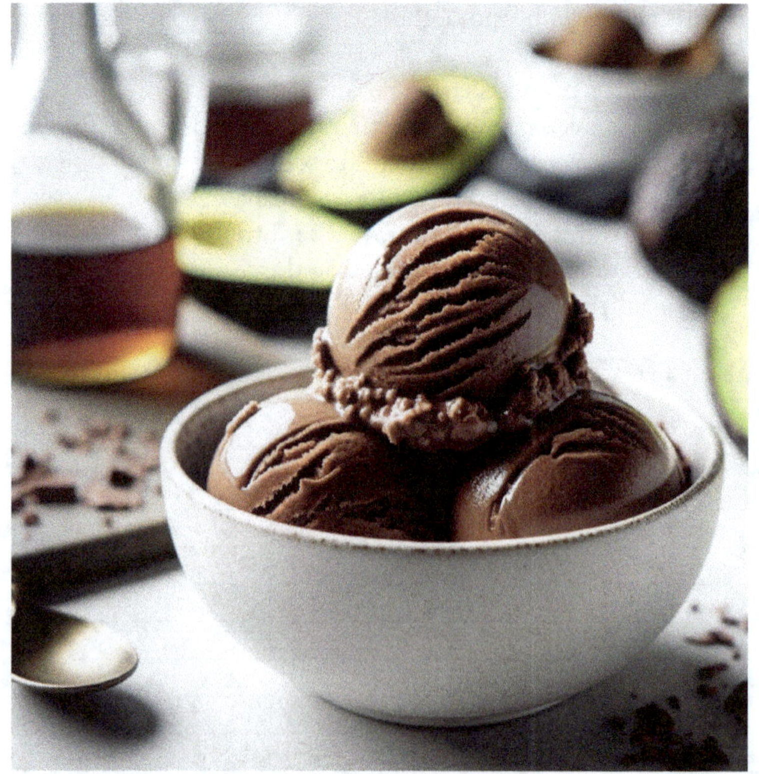

INGREDIENTES:

2 aguacates maduros
1/4 taza de cacao en polvo sin azúcar
1/4 taza de leche de almendras sin azúcar
1/4 taza de sirope de arce puro o miel
1 cucharadita de extracto de vainilla
Una pizca de sal

INSTRUCCIONES:

Corta los aguacates por la mitad, retira el hueso y saca la pulpa.

Coloca la pulpa del aguacate, cacao en polvo, leche de almendras, sirope de arce o miel, extracto de vainilla y sal en una licuadora o procesador de alimentos.

Mezcla hasta que la consistencia sea suave y cremosa.

Vierte la mezcla en un recipiente apto para congelar.

Congela durante al menos 4 horas o hasta que esté firme.

Sirve con una cucharada de helado y disfruta.

Nutriente	Cantidad (aproximada)	%VDR(basado en 2000kcal/día)
Calorías	200	10%
Proteínas	3g	6%
Carbohidratos	17g	6%
Grasas saturadas	2.5g	12.5%
Grasas totales	15g	19%
Fibra	7g	28%
Azúcares	8g	10%
Sodio	20mg	1%

VDR para proteínas basado en 50 g/día.
VDR para carbohidratos basado en 300 g/día.
VDR para grasas totales basado en 65 g/día.
VDR para grasas saturadas basado en 20 g/día.
VDR para fibra basado en 25 g/día.
VDR para azúcares basado en 50 g/día.
VDR para sodio basado en 2300 mg/día.

CAPÍTULO 7: BEBIDAS Y SMOOTHIES

SMOOTHIE DE ESPINACA Y MANGO

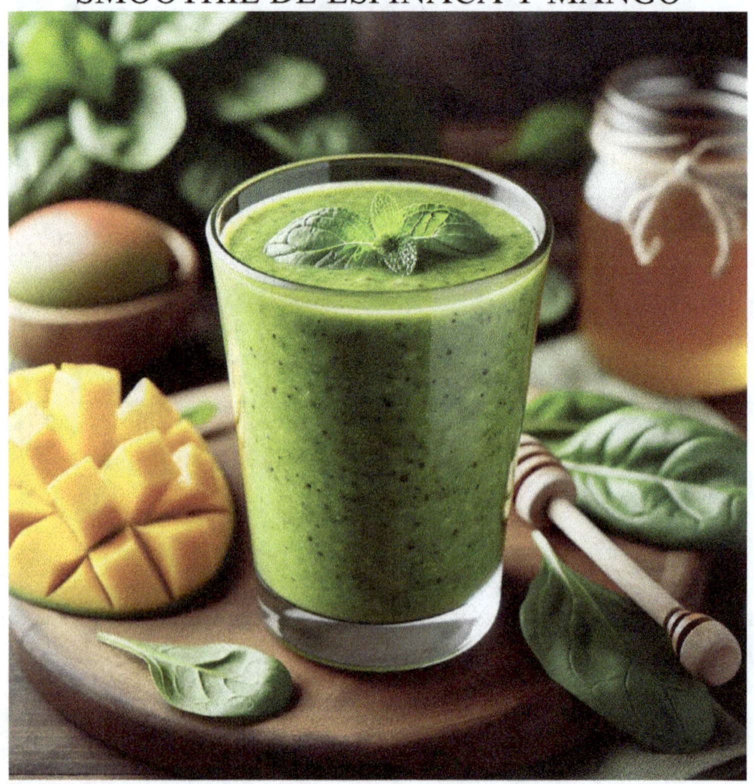

INGREDIENTES:

1 taza de espinaca fresca
1 taza de mango congelado, en cubos
1 plátano maduro
1/2 taza de yogur griego natural
1 taza de leche de almendras sin azúcar
1 cucharada de miel o jarabe de arce (opcional)
Unas hojas de menta fresca para decorar

INSTRUCCIONES:

Coloca la espinaca, el mango congelado, el plátano, el yogur griego y la leche de almendras en una licuadora.

Mezcla a alta velocidad hasta obtener una consistencia suave y cremosa.

Añade miel o jarabe de arce si deseas un poco más de dulzor.

Sirve en vasos y decora con hojas de menta fresca.

Nutriente	Cantidad (aproximada)	%VDR(basado en 2000kcal/día)
Calorías	150	7.5%
Proteínas	7g	14%
Carbohidratos	28g	9%
Grasas saturadas	0.5g	2.5%
Grasas totales	2g	3%
Fibra	3g	12%
Azúcares	20g	30%
Sodio	55mg	2%

VDR para proteínas basado en 50 g/día.
VDR para carbohidratos basado en 300 g/día.
VDR para grasas totales basado en 65 g/día.
VDR para grasas saturadas basado en 20 g/día.
VDR para fibra basado en 25 g/día.
VDR para azúcares basado en 50 g/día.
VDR para sodio basado en 2300 mg/día.

SMOOTHIE DE ARÁNDANOS Y AVENA

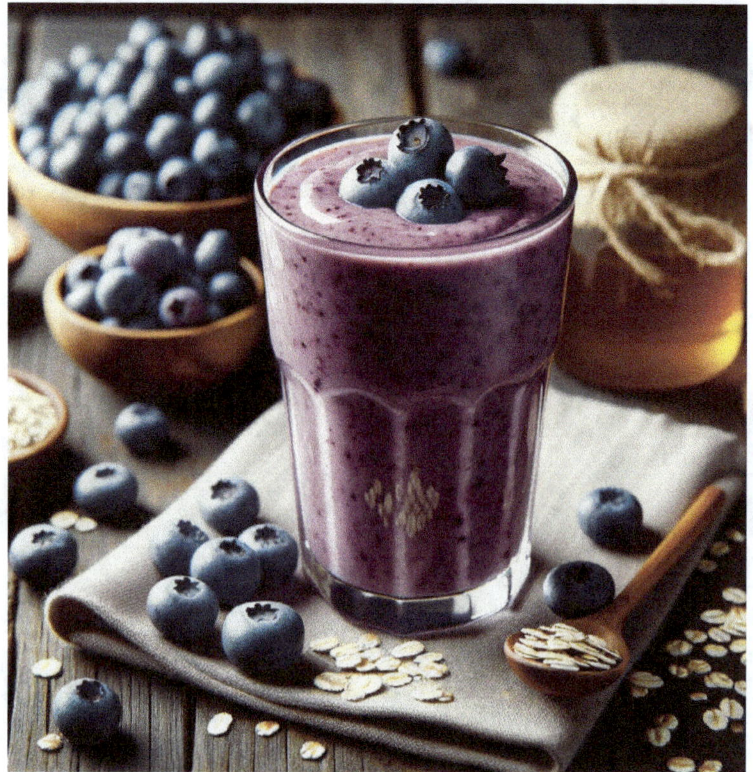

INGREDIENTES:

1 taza de arándanos frescos o congelados
1/2 taza de avena en hojuelas
1 plátano maduro
1 taza de yogur griego natural
1 taza de leche de almendra sin azúcar
1 cucharada de miel o jarabe de arce (opcional)
Hielo (opcional)

INSTRUCCIONES:

Coloca los arándanos, la avena, el plátano, el yogur griego y la leche de almendra en una licuadora.

Añade miel o jarabe de arce si deseas un poco más de dulzor.

Si lo prefieres, agrega hielo para una textura más fría y espesa.

Mezcla a alta velocidad hasta obtener una consistencia suave y cremosa.

Sirve inmediatamente.

Nutriente	Cantidad (aproximada)	%VDR(basado en 2000kcal/día)
Calorías	220	11%
Proteínas	10g	20%
Carbohidratos	40g	13%
Grasas saturadas	0.5g	2.5%
Grasas totales	3g	4%
Fibra	6g	24%
Azúcares	22g	34%
Sodio	80mg	3%

VDR para proteínas basado en 50 g/día.
VDR para carbohidratos basado en 300 g/día.
VDR para grasas totales basado en 65 g/día.
VDR para grasas saturadas basado en 20 g/día.
VDR para fibra basado en 25 g/día.
VDR para azúcares basado en 50 g/día.
VDR para sodio basado en 2300 mg/día.

SMOOTHIE TROPICAL DE PIÑA Y COCO

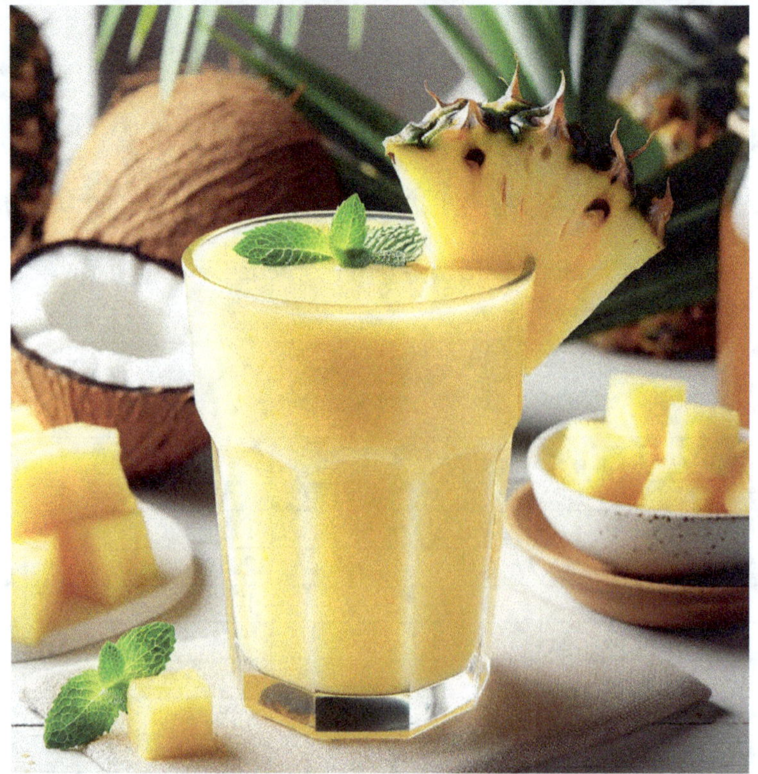

INGREDIENTES:

1 taza de piña fresca, en cubos
1/2 taza de leche de coco
1/2 taza de yogur griego natural
1 plátano maduro
1 cucharada de miel o jarabe de arce (opcional)
Hielo (opcional)
Hojas de menta fresca para decorar

INSTRUCCIONES:

Coloca la piña, la leche de coco, el yogur griego, el plátano y la miel o jarabe de arce en una licuadora.

Añade hielo si prefieres una textura más fría y espesa.

Mezcla a alta velocidad hasta obtener una consistencia suave y cremosa.

Sirve inmediatamente, decorando con hojas de menta fresca.

Nutriente	Cantidad (aproximada)	%VDR(basado en 2000kcal/día)
Calorías	180	9%
Proteínas	5g	10%
Carbohidratos	30g	10%
Grasas saturadas	3g	15%
Grasas totales	4g	5%
Fibra	3g	12%
Azúcares	20g	31%
Sodio	45mg	2%

VDR para proteínas basado en 50 g/día.
VDR para carbohidratos basado en 300 g/día.
VDR para grasas totales basado en 65 g/día.
VDR para grasas saturadas basado en 20 g/día.
VDR para fibra Sasado en 25 g/día.
VDR para azúcares basado en 50 g/día.
VDR para sodio basado en 2300 mg/día.

SMOOTHIE VERDE DETOX

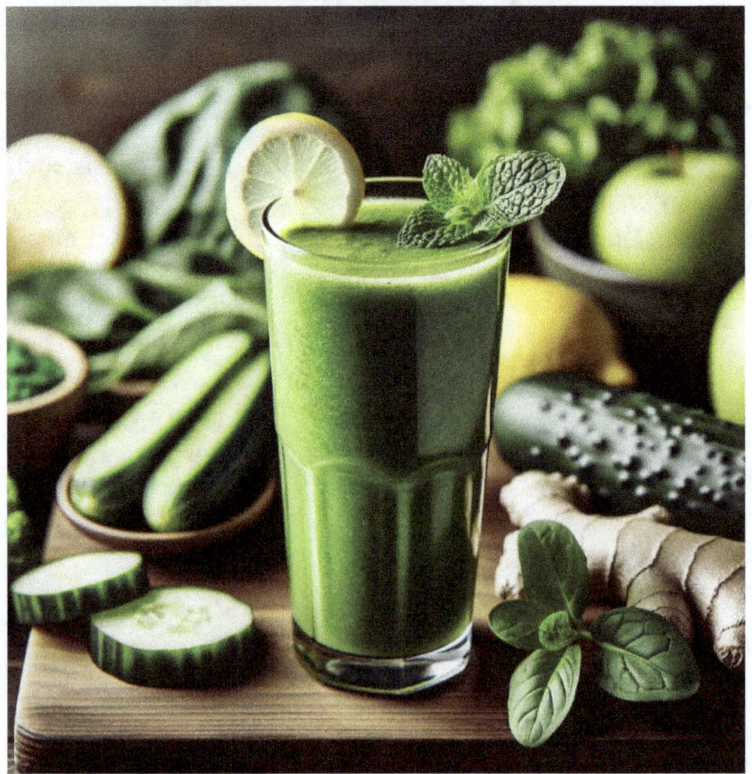

INGREDIENTES:

1 taza de espinacas frescas
1 taza de kale (col rizada) fresco
1 manzana verde, cortada en cubos
1/2 pepino, pelado y cortado en rodajas
El jugo de 1 limón
1 cucharada de jengibre fresco rallado
1 taza de agua de coco
Hielo (opcional)

INSTRUCCIONES:

Lava bien las espinacas, el kale, la manzana y el pepino.

Coloca todos los ingredientes en una licuadora, incluyendo el jugo de limón, el jengibre rallado y el agua de coco.

Si lo deseas, añade hielo para una textura más fría y refrescante.

Mezcla a alta velocidad hasta obtener una consistencia suave y homogénea.

Sirve inmediatamente.

Nutriente	Cantidad (aproximada)	%VDR(basado en 2000kcal/día)
Calorías	120	6%
Proteínas	2g	4%
Carbohidratos	28g	9%
Grasas saturadas	0g	0%
Grasas totales	0.5g	1%
Fibra	5g	20%
Azúcares	20g	31%
Sodio	50mg	2%

VDR para proteínas basado en 50 g/día.
VDR para carbohidratos basado en 300 g/día.
VDR para grasas totales basado en 65 g/día.
VDR para grasas saturadas basado en 20 g/día.
VDR para fibra basado en 25 g/día.
VDR para azúcares basado en 50 g/día.
VDR para sodio basado en 2300 mg/día.

SMOOTHIE DE FRESA Y PLÁTANO

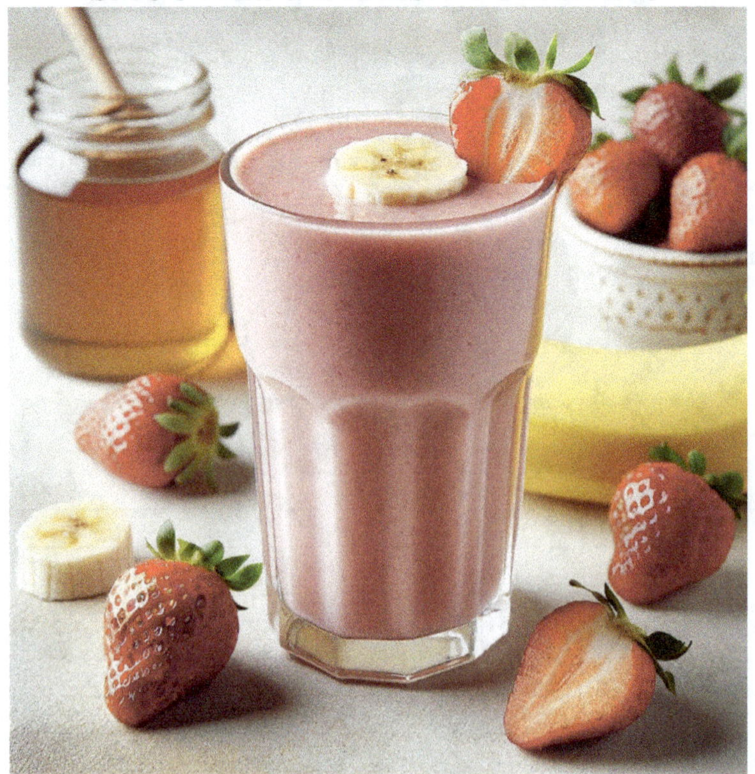

INGREDIENTES:

1 taza de fresas frescas o congeladas
1 plátano maduro
1/2 taza de yogur griego natural
1 taza de leche de almendra sin azúcar
1 cucharada de miel o jarabe de arce (opcional)
Hielo (opcional)

INSTRUCCIONES:

Coloca las fresas, el plátano, el yogur griego y la leche de almendra en una licuadora.

Añade miel o jarabe de arce si deseas un poco más de dulzor.

Agrega hielo si prefieres una textura más fría y espesa.

Mezcla a alta velocidad hasta obtener una consistencia suave y cremosa.

Sirve inmediatamente.

Nutriente	Cantidad (aproximada)	%VDR(basado en 2000kcal/día)
Calorías	150	7.5%
Proteínas	6g	12%
Carbohidratos	32g	11%
Grasas saturadas	0.5g	2%
Grasas totales	1.5g	2.5%
Fibra	4g	16%
Azúcares	22g	33%
Sodio	55mg	2%

VDR para proteínas basado en 50 g/día.
VDR para carbohidratos basado en 300 g/día.
VDR para grasas totales basado en 65 g/día.
VDR para grasas saturadas basado en 20 g/día.
VDR para fibra salsado en 25 g/día.
VDR para azúcares basado en 50 g/día.
VDR para sodio basado en 2300 mg/día.

SMOOTHIE DE AGUACATE Y CACAO

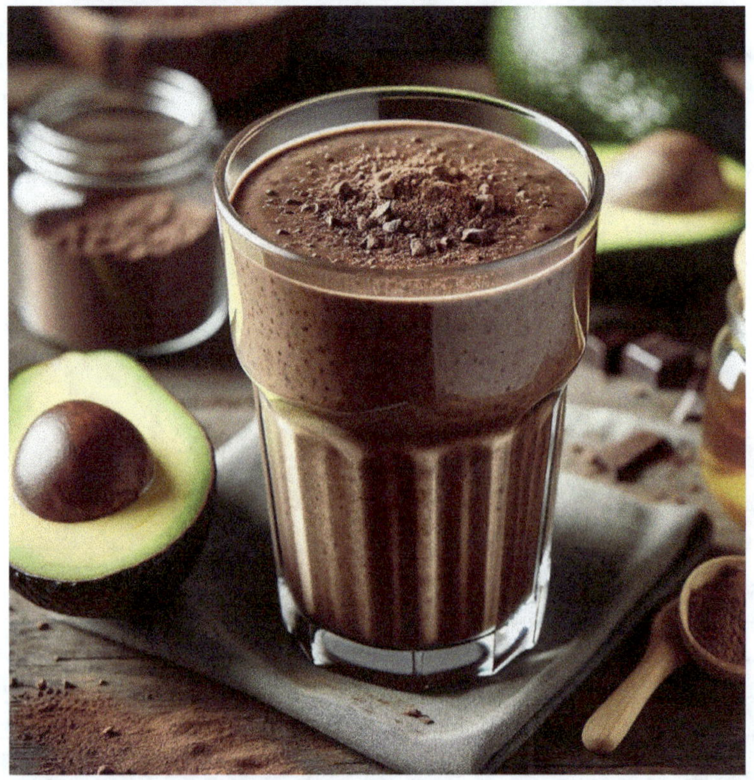

INGREDIENTES:

1 aguacate maduro
2 cucharadas de cacao en polvo sin azúcar
1 taza de leche de almendra sin azúcar
1 cucharada de miel o jarabe de arce (opcional)
1/2 cucharadita de extracto de vainilla
Hielo (opcional)

INSTRUCCIONES:

Corta el aguacate por la mitad, retira el hueso y saca la pulpa.

Coloca la pulpa del aguacate, el cacao en polvo, la leche de almendra, la miel o jarabe de arce y el extracto de vainilla en una licuadora.

Añade hielo si prefieres una textura más fría y espesa.

Mezcla a alta velocidad hasta obtener una consistencia suave y cremosa.

Sirve inmediatamente.

Nutriente	Cantidad (aproximada)	%VDR(basado en 2000kcal/día)
Calorías	230	11.5%
Proteínas	4g	8%
Carbohidratos	22g	8%
Grasas saturadas	3g	15%
Grasas totales	22g	8%
Fibra	7g	28%
Azúcares	12g	15%
Sodio	70mg	3%

VDR para proteínas basado en 50 g/día.
VDR para carbohidratos basado en 300 g/día.
VDR para grasas totales basado en 65 g/día.
VDR para grasas saturadas basado en 20 g/día.
VDR para fibra basado en 25 g/día.
VDR para azúcares basado en 50 g/día.
VDR para sodio basado en 2300 mg/día.

AGUA DE PEPINO Y LIMÓN DETOX

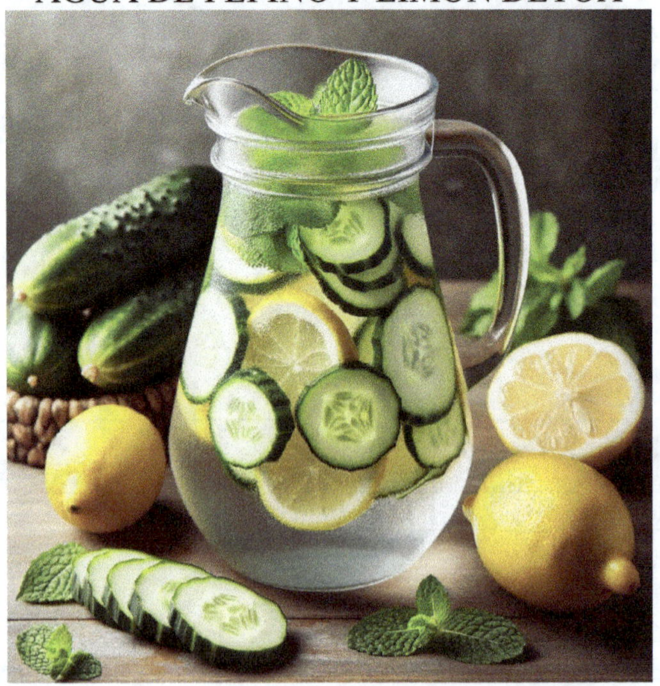

INGREDIENTES:

1 litro de agua
1 pepino grande, finamente rebanado
2 limones, rebanados
Unas hojas de menta fresca

INSTRUCCIONES:

En una jarra grande, combina el agua, las rebanadas de pepino y limón.

Añade las hojas de menta.

Refrigera la mezcla durante al menos una hora para permitir que los sabores se infundan.

Sirve fría, agregando hielo si lo deseas.

TÉ DE CÚRCUMA Y JENGIBRE

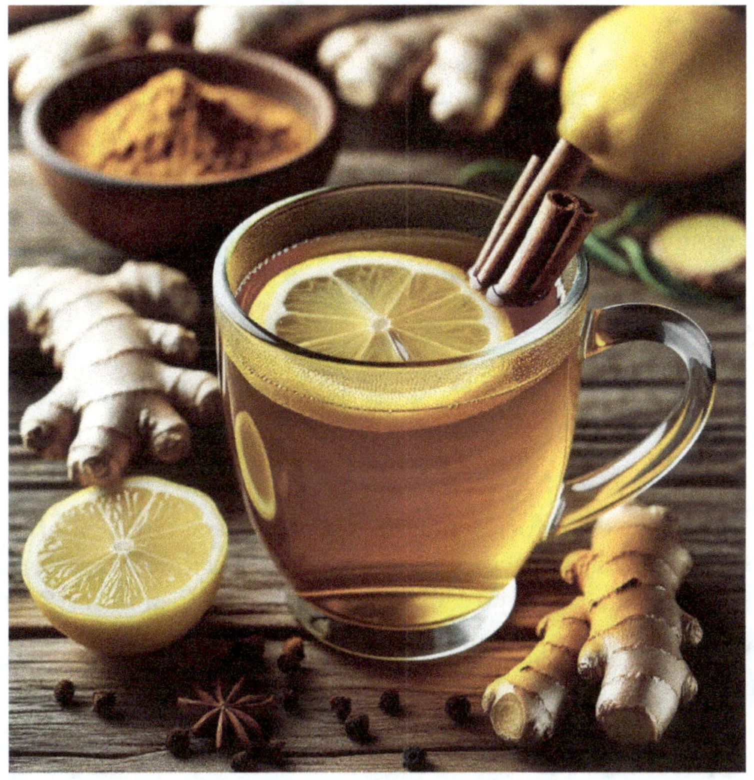

INGREDIENTES:

1 cucharadita de cúrcuma en polvo o un pequeño trozo de cúrcuma fresca, pelada y rallada

1 cucharadita de jengibre fresco rallado

1 taza de agua

1 rodaja de limón

Miel o jarabe de arce al gusto (opcional)

Una pizca agrega pimienta negra (opcional, para mejorar la absorción té la cúrcuma)

Un palito de canela (opcional, para sabor adicional)

INSTRUCCIONES:

En una olla pequeña, lleva el agua a ebullición.

Agrega la cúrcuma y el jengibre rallados al agua hirviendo.

Reduce el fuego y deja hervir a fuego lento durante unos 10 minutos. Esto permitirá que los sabores se infundan bien.

Si estás utilizando, añade el palito de canela durante la cocción.

Retira la olla del fuego y deja reposar durante un par de minutos.

Cuela el té en una taza.

Añade una rodaja de limón y endulza con miel o jarabe de arce si lo deseas.

Si has optado por usarla, espolvorea una pizca de pimienta negra sobre el té.

Disfruta de tu té de cúrcuma y jengibre, ideal para calentar y revitalizar el cuerpo.

Este té es conocido por sus propiedades antiinflamatorias y antioxidantes, gracias a la cúrcuma y el jengibre. Además, el limón añade un toque refrescante y vitamina C, mientras que la pimienta negra ayuda a mejorar la absorción de la curcumina, el ingrediente activo de la cúrcuma.

CAPÍTULO 8: TABLAS DE MEDIDAS Y CONVERSIONES

1. Medidas de Volumen:

Conversión entre tazas, cucharadas y cucharaditas:

Ejemplo: 1 taza = 16 cucharadas = 48 cucharaditas.

Aplicación Práctica: Si una receta requiere 1/2 taza de aceite, esto se puede convertir a 8 cucharadas.

Conversión a mililitros y litros:

Ejemplo: 1 taza = 240 mililitros, 1 cucharada = 15 mililitros.

Aplicación Práctica: Para preparar una salsa que requiera 500 ml de caldo, se necesitarían aproximadamente 2 tazas y 1 cucharada de caldo.

2. Medidas de Peso:

Conversión entre onzas, libras, gramos y kilogramos:

Ejemplo: 1 libra = 16 onzas = 453.6 gramos.

Aplicación Práctica: Si una receta pide 300 gramos de harina, esto equivaldría a aproximadamente 10.5 onzas.

3. Conversión de Temperatura:

De grados Fahrenheit a Celsius y viceversa:

Ejemplo: 350°F = 177°C (Fórmula: $[°C]=([°F]-32)\times\frac{5}{9}$ $[°C]=([°F]-32)\times\frac{9}{5}$).

Aplicación Práctica: Para hornear un pastel a 180°C, se ajustaría el horno a 356°F.

4. Conversión de Ingredientes Específicos:

De volumen a peso para ingredientes comunes:

Ejemplo: 1 taza de harina = 120 gramos, 1 taza de azúcar = 200 gramos.

Aplicación Práctica: Para hacer galletas que requieran 240 gramos de azúcar, se usarían 1.2 tazas.

5. Tabla de Líquidos:

Conversión entre diferentes líquidos:

Ejemplo: 1 litro de agua = 1000 mililitros, 1 galón = 3.785 litros.

Aplicación Práctica: Para preparar 2 litros de limonada, serían necesarios aproximadamente 8.34 tazas de agua.

6. Guía de Conversión Rápida:

Resumen de conversiones comunes:

Incluye una tabla de referencia rápida para conversiones habituales en la cocina.

7. Ejemplos Prácticos y Ejercicios:

Aplicación de las tablas en recetas reales:

Ejemplos detallados que muestran cómo ajustar las cantidades en recetas variadas.

Ejercicios prácticos para familiarizarse con las conversiones.

CALCULADORA DE CALORIAS

Una forma común de calcular las necesidades calóricas es a través de la Ecuación de Harris-Benedict, que considera la edad, el peso, la altura y el nivel de actividad física. Esta ecuación proporciona una estimación del gasto energético basal (GEB), que es la cantidad de calorías que una persona necesita para mantener sus funciones corporales básicas en reposo. Luego, este valor se ajusta según el nivel de actividad física para obtener la ingesta calórica diaria recomendada.

ECUACIÓN DE HARRIS-BENEDICT

Para Hombres:

$GEB = 88.362 + (13.397 \times peso\ en\ kg) + (4.799 \times altura\ en\ cm) - (5.677 \times edad\ en\ an\sim os) GEB = 88.362 + (13.397 \times peso\ en\ kg) + (4.799 \times altura\ en\ cm) - (5.677 \times edad\ en\ an\sim os)$

Para Mujeres:

GEB=447.593+(9.247×peso en kg)+(3.098×altura en cm)−(4.330×edad en an~os)GEB=447.593+(9.247×peso en kg)+(3.098×altura en cm)−(4.330×edad en an~os)

FACTOR DE ACTIVIDAD FÍSICA

Luego, multiplica el GEB por el factor de actividad física adecuado:

Sedentario (poco o ningún ejercicio): GEB × 1.2

Ligeramente activo (ejercicio ligero/deportes 1-3 días a la semana): GEB × 1.375

Moderadamente activo (ejercicio moderado/deportes 3-5 días a la semana): GEB × 1.55

Muy activo (ejercicio duro/deportes 6-7 días a la semana): GEB × 1.725

Extra activo (muy duro ejercicio/deportes físicos y un trabajo físico): GEB × 1.9

EJEMPLO PRÁCTICO

Supongamos que queremos calcular la ingesta calórica diaria recomendada para una mujer de 30 años, que pesa 60 kg, mide

165 cm y es moderadamente activa:

Calculamos su GEB: GEB=447.593+(9.247×60)+(3.098×165)−(4.330×30)GEB= 447.593+(9.247×60)+(3.098×165)−(4.330×30)

Luego, ajustamos por actividad física:

Calorı´as necesarias=GEB×1.55Calorı´as necesarias= GEB×1.55

Siguiendo estos pasos, cada persona puede calcular sus necesidades calóricas diarias basadas en su información personal. Es importante recordar que estas ecuaciones proporcionan estimaciones y pueden no ser precisas para todas las personas. Para un cálculo más personalizado y asesoramiento nutricional, siempre es recomendable consultar a un dietista o nutricionista profesional.